LA LUNE ET SES BIENFAITS

Avertissement

Le présent ouvrage a été élaboré avec soin. Néanmoins, les indications qui y sont données ne sont pas une garantie. Ni l'auteur ni l'éditeur ne sauraient être tenus responsables des éventuels dégâts résultant de l'application des conseils figurant dans cet ouvrage.

Rédaction : Christoph Taschner, Nicola Härms
Production : Manfred Metzger, Annette Aatz

123, boulevard de Grenelle, Paris
www.france-loisirs.com

Conception graphique et réalisation : Guylaine Moi

ISBN : 2-7441-8839-5
N° Éditeur : 43094
Dépôt légal : novembre 2005

Helga FÖGER

La lune et ses bienfaits

son influence sur la santé, la maison, le jardin.

Traduction Anne-Marie Naboudet-Martin

Éditions
France
Loisirs

Les signes du zodiaque et leur classification

Signe	◡ / ◠	Elément	Partie végétale	Type d'aliments	Qualité élémentaire	Partie du corps	masculin /féminin
Bélier	◡	feu	fruits	protéines	chaud	tête, visage mâchoire, cou,	M
Taureau	◡	terre	racines	sel	froid	nuque épaules, bras,	F
Gémeaux	◡ ◠	air	fleurs	lipides	lumineux	mains estomac,	M
Cancer	◠	eau	feuilles	glucides	humide	poumon, vésicule, foie	F
Lion	◠	feu	fruits	protéines	chaud	cœur, circulation, pression artérielle	M
Vierge	◠	terre	racines	sel	froid	métabolisme, digestion	F
Balance	◠	air	fleurs	lipides	lumineux	bassin, reins, vessie	M
Scorpion	◠	eau	feuilles	glucides	humide	organes sexuels, uretère	F
Sagittaire	◠ ◡	feu	fruits	protéines	chaud	cuisses, veines	M
Capricorne	◡	terre	racines	sel	froid	genoux, peau, os	F
Verseau	◡	air	fleurs	lipides	lumineux	jambes, veines	M
Poissons	◡	eau	feuilles	glucides	humide	pieds, orteils	F

Légende : ◡ lune croissante ◠ lune décroissante

Légendes abrévations et symboles

A. Les phases lunaires

- ● Nouvelle lune (NL)
- ☽ Lune montante (LM)
- ○ Pleine lune (PL)
- ☾ Lune descendante (LD)
- Lune croissante
- Lune décroissante

B. Les signes du zodiaque

- Bélier
- Taureau
- Gémeaux
- Cancer
- Lion
- Vierge
- Balance
- Scorpion
- Sagittaire
- Capricorne
- Verseau
- Poissons

C. Les éléments

- Feu
- Terre
- Air
- Eau

D. Les parties végétales

- Fruits
- Racines
- Fleurs
- Feuilles

E. Les qualités élémentaires

- Chaud
- Froid
- Lumineux
- Humide

Affections	Plantes possédant des vertus curatives (non exhaustif)
affections gynécologiques	verveine, mélisse, alchémille, bourse à pasteur
agitation	camomille, anis vert, thym
aigreurs	ortie, oxalis, absinthe, genévrier
anémie	cerisier, cassis
angine	sureau, guimauve, camomille, sauge
artériosclérose	arnica, ail, gui, aubépine, prêle
asthme	guimauve, fenouil, chélidoine, thym
ballonnements	aneth, cumin, menthe, absinthe
bronchite	épicéa, sureau, rudbeckia, thym, oignon
brûlures	bardane, plantain, guimauve, pomme cannelle
calculs de la vésicule biliaire	saule, busserole, céleri, pissenlit
conjonctivite	euphraise, guimauve, linaire, plantain
coqueluche	fenouil, framboisier, radis noir, plantain
cors	ail, chélidoine, orpin, oignon
coryza	marjolaine, achillée millefeuille, menthe, sureau
coup de soleil	marron d'Inde, millepertuis
diarrhée	mûre, guimauve, réglisse, graine de lin
difficultés d'endormissement	valériane, houblon, passiflore, mélisse
douleurs dans les membres	aigremoine, marjolaine
eczéma	pomme cannelle, poire, camomille, mauve, aigremoine
enrouement	fenouil, pomme cannelle, menthe, pensée sauvage
éruptions cutanées	chicorée, bouleau, ortie, camomille, bardane
état grippal	guimauve, sureau, camomille, rudbeckia, thym
fatigue intense	pomme cannelle, millepertuis, sureau, mélisse
fatigue printanière	céleri, sureau, pissenlit, myrtille
fièvre	reine des prés, saule, houx, épine-vinette, pomme cannelle
frissons	brome
gastrite	molène, camomille, millepertuis, sauge
herpès labial	aigremoine, bardane
hypertension artérielle	ail, gui, épine-vinette

Affections	Plantes possédant des vertus curatives (non exhaustif)
hypotension artérielle	romarin, gui
infections urinaires	myrtille, busserole, airelle
inflammation du lit de l'ongle	camomille, arnica, oignon
langue chargée	absinthe
maladies vasculaires	prêle, romarin, aubépine
maux d'estomac	oranger, mélisse, houblon, marjolaine
maux de gorge	sauge, écorce de chêne, oignon
maux de tête	millepertuis, valériane, lavande, romarin
migraine	valériane, cassis, lavande
nausées	benoîte, artichaut, menthe
nervosité	millepertuis, houblon, lavande, mélisse
ongles cassants	prêle, millet, citronnier
orgelet	graine de lin, prêle, camomille
otite	violette odorante, hysope, plantain, joubarbe, anis vert
paresse intestinale	groseille rouge, petite centaurée
pellicules	ortie
perte d'appétit	armoise, basilic, cumin, gentiane, oignon
piqûres d'insectes	anis vert, guimauve, joubarbe, oignon, sauge
rhumatismes	consoude, pomme cannelle, arnica, rue, sauge, achillée millefeuille
rhume	eucalyptus, églantier, rudbeckia, oignon
rhume des foins	églantier, graine de lin, euphraise, tilleul
sueurs	camomille, sauge, saule, ortie, chêne
toux	fenouil, sureau, thym, oignon
troubles circulatoires	bourse-à-pasteur, gui, romarin, aubépine
troubles du sommeil	valériane, mûrier noir, houblon, aspérule odorante, aneth
troubles menstruels	alchémille, petite centaurée, absinthe
troubles veineux	anacycle, marronnier d'Inde, arnica
verrues	chélidoine, joubarbe

sommaire

préambule

Cher lecteur, chère lectrice,

Dès ma plus tendre enfance j'ai été attirée par les liens qui existent entre les influences cosmiques de la Lune et la vie sur notre planète Terre. Ce sont les paysans et les forestiers de mon Tyrol natal qui m'ont ouvert cette voie ; en effet, ils étaient les gardiens d'un savoir transmis au fil des siècles, et leurs pensées et leurs actions s'en inspiraient largement au quotidien. Nombre d'entre eux connaissent aujourd'hui encore l'influence de la Lune sur la nature ; ils en tiennent compte dans leurs activités à la maison comme à la ferme, au jardin, aux champs ou dans la forêt. Depuis lors, la fascination que cette expérience m'a inspirée n'a cessé de me pousser à en savoir davantage sur ses origines et son application pratique. Les études que j'ai menées – dont j'ai toujours vérifié les résultats dans la pratique et que j'ai toujours comparées à celles d'autres personnes – m'ont permis de constater par exemple que la croissance de différents végétaux est incontestablement liée aux différentes phases de la Lune et que le succès des soins qu'on leur apporte, tels que l'arrosage, la fertilisation, le désherbage ou la lutte contre les nuisibles, est largement déterminé par la position de la Lune dans le zodiaque.

Depuis des millénaires, on sait aussi que la Lune a des effets sur le corps humain (et animal). Cette réflexion a pour origine le fait que le cycle menstruel de la femme est déterminé par la Lune. On a rapidement découvert par la suite d'autres liens entre les phases lunaires et différents rythmes physiologiques qui jouent un rôle important pour le développement du corps et la santé mais aussi dans certains états ou certaines maladies. Ces constatations ont donné naissance dès l'Antiquité à des règles et des modes de comportement simples, mis à profit par la médecine naturelle de l'époque.

Même la médecine actuelle n'échappe pas à ces observations. De nombreux homéopathes et guérisseurs les mettent chaque jour en application, et certains médecins les invoquent même parfois, par exemple pour fixer la date d'une intervention chirurgicale. Il a été démontré que lorsque le médecin tenait compte de l'influence de la Lune, les patients ne s'en trouvaient que mieux. J'aimerais vous amener à comprendre ces expériences et les possibilités que les pouvoirs de la Lune ouvrent dans les différents domaines de la vie que sont la maison, le jardin, les travaux de construction et de décoration, le travail, l'amour et le couple ou encore les loisirs et le repos, à ceux qui souhaitent faire les choses au bon moment.

La plupart des éléments rassemblés dans cet ouvrage sont issus de mes travaux sur les calendriers lunaires annuels, dont on trouve chaque année différentes versions chez les libraires. Ils constituent en quelque sorte une mise à jour complémentaire d'un livre comme celui-ci, l'outil pratique permettant d'être en harmonie au jour le jour avec la Lune.

Mais c'est aussi pour une autre raison importante que j'ai décidé de vous faire connaître la Lune et sa force tranquille. En effet, j'ai pu constater au cours de mes études, conférences et séminaires que ce savoir était menacé de disparition. Il est supplanté depuis quelques temps par une croyance aveugle – c'est en tout cas mon point de vue – dans la puissance en apparence infaillible de la technologie et de la chimie. Nous commençons aujourd'hui à réaliser quel en est le prix à payer. La nature maltraitée réagit en y opposant son refus et la destruction de l'environnement déjà constatée à certains endroits nous fait craindre pour notre avenir. Il est donc grand temps de changer les mentalités, d'agir. De plus en plus de gens en prennent conscience, tout en sachant qu'il n'est pas envisageable ni possible de renoncer pour autant aux progrès apportés par la technologie moderne et que l'on peut – et même que l'on doit – les concilier avec les processus naturels, avec mesure et esprit de responsabilité. Pour cela, la connaissance des rythmes biologiques, qui sont aussi et avant tout déterminés par l'action de la Lune, est indispensable. Nous avons tous une responsabilité face à notre environnement et chacun d'entre nous peut contribuer à l'assainir – à la maison, au travail, dans les loisirs. Là aussi, savoir quels sont les effets réciproques entre la Lune et la nature peut et doit permettre d'apporter des réponses. Puisse mon livre vous y aider et vous procurer du plaisir.

Helga Föger, Munich, janvier 2002

Helga Föger, auteur de cet ouvrage, a passé son enfance au Tyrol, où l'on connaît aujourd'hui encore les pouvoirs de la Lune.On peut tout à fait contribuer à réduire les pressions exercées sur notre environnement naturel en tenant compte dans notre vie quotidienne de l'influence de la Lune.

« Je vins au monde à Francfort-sur-le-Main le 28 août 1749, au douzième coup de midi. La constellation était heureuse, le Soleil se trouvait dans le signe de la Vierge ; Jupiter et Vénus étaient en bon aspect avec lui ; Mercure n'était pas défavorable, Saturne et Mars étaient neutres ; seule la Lune, pleine ce jour-là, exerçait la force de sa réverbération d'autant plus puissante que son heure planétaire avait commencé. Elle s'opposa donc à ma naissance jusqu'à ce que cette heure eût passé. Ces bons aspects, hautement appréciés plus tard par les astrologues, seront sans doute la raison pour laquelle je suis resté en vie… »

Goethe (1749-1832) *Poésie et Vérité*, chapitre I

Ce que nous savons de la Lune

Même si la Lune est le premier corps céleste à avoir été conquis par l'homme, ce satellite de la Terre reste par certains aspects une énigme. Aujourd'hui encore, les scientifiques ne savent pas précisément quand et comment cet astre est né et comment il a été « capturé » par la Terre.

Néanmoins, une chose est certaine : si notre Terre ne subissait pas l'effet stabilisant de la Lune, elle serait entraînée dans un mouvement giratoire autour du Soleil – et la vie ici-bas serait impossible. Mais la Lune n'a pas seulement créé les conditions préalables à l'apparition de la vie sur notre planète ; elle permet aussi qu'elle s'y développe et prospère. Comment cela est-il possible ? C'est là l'une des énigmes que la Lune continue à nous poser.

Dans ce chapitre

La Lune, corps céleste et satellite de la Terre

Pour comprendre les effets de la Lune il convient de rappeler quelques notions élémentaires d'astronomie. Si vous voulez en savoir plus sur cette science fascinante, il vous suffit de consulter les ouvrages spécialisés dans ce domaine.

Comment est née la Lune ?

Essayer de répondre à cette question, c'est déjà reconnaître le caractère mystérieux de la Lune. On ne connaît toujours pas l'origine de ce satellite de la Terre. Trois théories – disons plutôt des hypothèses - cohabitent à ce jour, aucune d'entre elles n'ayant pu être définitivement confirmée ou infirmée.

Selon l'une d'entre elles, la Lune aurait été expulsée de la Terre il y a environ quatre milliards d'années à la suite d'un événement violent – peut-être un choc avec une énorme météorite - et se serait alors retrouvée en orbite autour de notre planète. Selon la deuxième hypothèse, la Lune était autrefois un corps céleste « vagabondant » dans l'univers et a été « capturée » par la Terre au cours de la formation de l'Univers. Quant aux astronomes, ils sont persuadés que le Soleil et la Lune se sont formés ensemble et à peu près au même moment, durant la naissance de notre galaxie, à partir du brouillard primitif – et, par conséquent, que la Lune est également une « planète » de la Terre. Comme nous vous le disions, il est donc encore aujourd'hui difficile de trancher sur la question, même si la dernière hypothèse est encore celle que corroborent le plus les découvertes les plus récentes.

Orbite lunaire et phases lunaires

La différence entre la période de révolution sidérale de 27,3 jours, durant laquelle la Lune accomplit une fois le tour de la Terre, et la période de révolution synodique de 29,5 jours, qui correspond au temps qui s'écoule entre deux nouvelles lunes, tient par conséquent au fait que la Terre se déplace elle-même suivant son orbite autour du Soleil. Mais les phases lunaires dont il est essentiellement question dans cet ouvrage sont déterminées par les différentes positions dans lesquelles le Soleil, la Lune et la Terre se trouvent à un moment donné.

Les phases lunaires

La Lune, tout comme notre Terre, n'émet pas sa propre lumière. Celle-ci leur est fournie à toutes deux par le Soleil. Avec, dans le cas de la Lune, une particularité : du fait que sa rotation sur elle-même dure à peu près le même temps que sa révolution autour de la Terre, nous ne pouvons voir d'elle qu'un côté, toujours le même.

L'illustration de la page 17 permet de comprendre comment se forment les différentes phases lunaires.

● Lorsque le Soleil, la Lune et la Terre se trouvent à peu près alignés, la Lune se trouvant entre les deux, le Soleil éclaire le côté de la Lune qui nous est invisible. Le côté qui est tourné vers nous reste donc dans l'obscurité – c'est la nouvelle lune.

☽ En poursuivant son orbite, la Lune sort petit à petit de cet alignement et se trouve progressivement éclairée du côté droit. On distingue alors un croissant étroit, ouvert vers la gauche – c'est la lune montante.

La Lune recèle aujourd'hui encore de nombreux mystères. On ne sait toujours pas comment le satellite de la Terre s'est formé et s'est retrouvé en orbite autour de celle-ci.

Principales données relatives à la Lune

Distance moyenne par rapport à la Terre	384 405 km
Distance maximale par rapport à la Terre (apogée)	406 700 km
Distance minimale par rapport à la Terre (périgée)	356 400 km
Période de révolution sidérale (autour de la Terre)	27,3 jours
Période de révolution synodique (de nouvelle lune à nouvelle lune)	29,5 jours
Inclinaison de l'orbite sur l'écliptique	5° 9'
Durée de rotation	27,32 jours
Masse	1/81 de la masse terrestre
Circonférence	10.920 km (environ 1/4 de celle de la Terre)
Pesanteur à la surface	1/6 de celle de la Terre
Température à la surface, côté jour	environ 130°C
Température à la surface, côté nuit	environ –160°C

☽ Une fois accompli un quart de sa révolution (soit 7,5 j environ), le Soleil éclaire la moitié droite de la partie de la Lune qui est visible pour nous – c'est le premier quartier.

☽ La Lune poursuit sa course (deuxième quart), la surface éclairée devenant de plus importante.

○ À la moitié de la période de révolution de la Lune (au bout de 14 jours environ), le Soleil, la Terre et la Lune sont à nouveau quasiment alignés. Le Soleil éclaire toute la face de la Lune tournée vers nous – la pleine lune luit dans le firmament.

☾ La Lune sort à nouveau de cet alignement et le Soleil en éclaire de moins en moins la face visible pour nous. La luminosité diminue par la droite – nous sommes en lune descendante.

Le cycle lunaire est divisé en quatre quarts : il va de la nouvelle lune à la pleine lune en passant par la lune montante, puis de la pleine lune à la nouvelle lune en passant par la lune descendante.

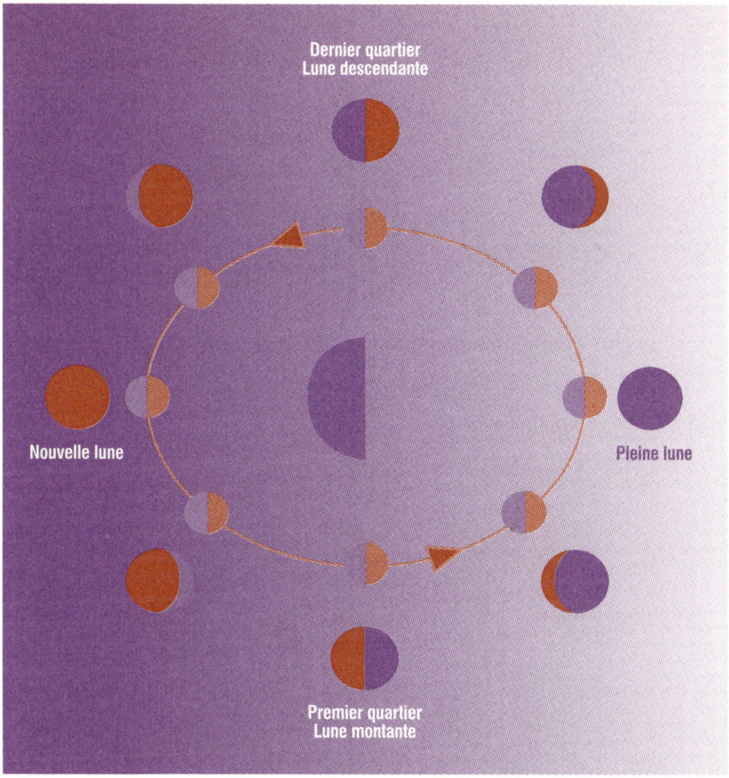

◐ Une fois que la Lune (au bout de 22,5 jours environ) a accompli trois quarts de sa révolution, seule la moitié gauche du disque lunaire est encore éclairée – c'est le dernier quartier.

● La Lune parcourt le dernier quart de sa trajectoire en étant de plus en plus cachée. Au bout d'un peu plus de 290 jours, le croissant ouvert à droite disparaît – c'est à nouveau la nouvelle lune. Et tout recommence.

Les éclipses de Lune

Lorsque que nos ancêtres voyaient le disque lumineux de la Lune plonger brusquement dans l'obscurité, ils y voyaient un mauvais présage. Ils ne savaient pas encore qu'il s'agit d'un phénomène astronomique qui s'explique et qui a également pour origine la position du Soleil, de la Terre et de la Lune les uns par rapport aux autres. En effet, lorsque les trois corps célestes se trouvent exactement sur la même ligne (et le même plan), la Lune cesse d'être éclairée – partiellement ou totalement – par le Soleil du fait que la Terre projette son ombre sur elle, pendant un certain temps (jusqu'à 1,7 heure). Comment est-ce possible et pourquoi ces événements sont-ils relativement rares ? Comme on peut le voir sur le tableau de la page 11, l'orbite lunaire est inclinée de plus de 5 degrés sur l'écliptique (c'est-à-dire le plan de l'orbite terrestre autour du Soleil). De ce fait – dans la mesure où la Lune se déplace la plupart du temps au-dessus ou au-dessous de ce plan – notre satellite ne se trouve exactement au point d'intersection avec l'écliptique que deux fois par mois. Mais même à ce moment-là, il est rare qu'il soit en position de pleine lune telle que nous l'avons décrite. Il n'y a ainsi que 150 éclipses par siècle, dont environ 80 sont totales. On peut en calculer la date avec précision. Les éclipses des années passées et à venir (1961 à 2012) figurent dans un tableau pages 287-289. Si jamais la nouvelle lune se trouve à l'intersection avec l'écliptique, l'ombre de la Lune peut masquer totalement ou partiellement le Soleil – on a alors une éclipse de Soleil.

Lune croissante ◡ et lune décroissante ◠

Arrêtons-nous ici brièvement sur une autre particularité de l'orbite lunaire, qui a une grande importance lorsque l'on veut appré-

Au cours de sa révolution autour de la Terre, la Lune coupe deux fois l'écliptique, c'est-à-dire le plan de l'orbite terrestre autour du Soleil.

hender les effets de cet astre. Nous avons déjà évoqué au paragraphe précédent le fait que la Lune traverse deux fois l'écliptique au cours de sa révolution. On parle de lune croissante lorsqu'elle coupe la trajectoire de la Terre dans le sens sud-nord ; la lune décroissante coupe en revanche l'écliptique dans le sens nord-sud. Les points d'intersection avec l'écliptique sont appelés respectivement nœud de lune montante et nœud de lune descendante.

Les notions de lunes croissante et décroissante ainsi que celles de nœuds lunaires jouent un rôle important non seulement dans la pratique de la Lune mais aussi en astrologie.

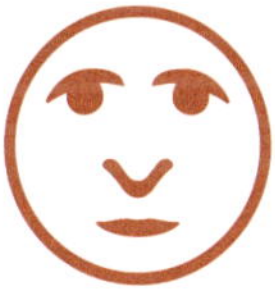

La Lune dans la mythologie

Etant donné la taille et la luminosité du Soleil, l'homme moderne a du mal à imaginer que les cultures anciennes aient davantage été attirées par une Lune à l'éclat relativement faible plutôt que par un astre du jour rayonnant.
C'est sans doute sa capacité à se métamorphoser, son apparence régulièrement changeante, qui ont placé le satellite de la Terre au centre des idées et des rituels cultuels et religieux. Et bien sûr aussi, et pour une large part, la puissance qu'elle exerce sur l'homme et la nature, dont on avait davantage conscience autrefois qu'aujourd'hui.

Et l'homme créa le calendrier lunaire

Il y a quelques années, on a découvert des objets en ivoire datant d'environ 40 000 ans avant notre ère ; parmi ces objets se trouvait un calendrier lunaire gravé sur de l'os.
On peut en conclure que durant des millénaires le cycle lunaire a servi de base à la chronologie dans la plupart des civilisations. De même, la disposition de la majorité des ensembles mégalithiques – comme le célèbre site de Stonehenge – suit la même trajectoire que celle de la Lune. Et tout le monde sait que le calendrier lunaire a toujours cours dans certaines cultures arabes et asiatiques.

Dieux et déesses lunaires

Thot, Dieu lunaire de l'Antiquité égyptienne, qui apparaît souvent sur les bas-reliefs sous la forme d'un chien portant sur la tête la Lune qui se lève, n'est pas sans rapport avec la chronologie basée sur la Lune. Dans la région du Nil,

Durant des millénaires, l'homme a calqué son calendrier sur le cycle lunaire.

Thot – le pendant de Rê, dieu du Soleil – ne représentait pas seulement celle-ci; il était également le dieu de la Science et des Beaux-Arts dispensés par ses prêtres. Les Grecs anciens ont d'une certaine manière hérité de ce Dieu lunaire égyptien et l'ont vénéré sous le nom d'Hermès. Celui-ci inspira ensuite l'hermétisme, forme d'occultisme qui s'exprima dans l'alchimie et l'astrologie et perdura jusqu'au Moyen Âge.

Dans la mesure où le cycle lunaire est étroitement lié au cycle menstruel de la femme, le satellite de la Terre a souvent été associé à la fertilité et par conséquent à la féminité dans de nombreuses cultures primitives. La Lune devint – comme en français – un mot féminin, ses dieux devinrent des déesses.

Heng-gno, déesse de la Lune

Aujourd'hui encore, les Chinois organisent, au moment de la première pleine lune qui suit le début de l'automne, une grande fête de la Lune, dédiée à la déesse lunaire Heng-gno (ou Chang-gno). Les femmes et les fillettes – les hommes n'ont pas le droit de prendre part à cette fête – font des gâteaux en forme de lapin qui seront donnés en offrande à la Lune qui se lève. Cette fête prend sa source dans la mythologie chinoise, dans laquelle Heng-gno était l'épouse du guerrier Yi qui réussit à éliminer du ciel avec son arc neuf des dix soleils afin d'éviter une grande sécheresse à la Terre. Le brave Yi reçut en contrepartie un élixir qui le rendait immortel. Lorsqu'il s'aperçut un jour que son épouse avait bu un peu de l'élixir, il se mit très en colère et la bannit en l'envoyant sur la Lune. Là-bas, elle trouva refuge auprès du lapin de la Lune et elle vit maintenant pour l'éternité sur cette planète. Au moment de la pleine lune, on peut la voir de la Terre.

Dans les civilisations anciennes très développées, la Lune était dotée d'attributs féminins – et était vénérée en tant que déesse.

Au royaume des morts

Dans la mythologie des brahmanes indiens, la Lune représente le refuge de l'âme des morts, qui trouvent là-bas le repos. L'opposition entre la vie et la mort est certainement aussi à l'origine de la représentation de la Lune sous forme de déesse triple, qui revêt diverses apparences dans de nombreuses cultures. Dans la Grèce antique, Artémis, déesse de la Chasse, était aussi Séléné, déesse de la Lune et Hécate déesse des Enfers. Lorsque les chiens hurlent à la lune la nuit, Hécate parcourt le royaume des morts et ensorcelle les vivants.

Symbolique des phases lunaires

La déesse triple des Grecs anciens symbolisait en outre les différentes phases de la Lune.

Artémis représente avec son arme, un arc en argent, les lunes montante et descendante, tandis que Séléné, qui parcourt le ciel dans un char en argent, symbolise la pleine lune. Hécate, maîtresse de l'obscurité, était également la maîtresse de la nouvelle lune.

On trouve aussi une analogie avec les phases lunaires dans l'histoire de la culture du peuple maori – les Aborigènes néo-zélandais originaires de Polynésie. Leur mythologie évoque l'enlèvement, il y a bien longtemps, de l'épouse du dieu Rona par la Lune. Depuis ce temps, Rona essaie régulièrement d'arracher son épouse à la Lune. Ainsi, Rona et la Lune sont condamnés à un combat perpétuel que l'on peut observer dans le ciel. Lorsque la Lune décroît, sa combativité diminue, et lorsqu'elle croît, elle reprend le dessus. Et à chaque pleine lune, le combat acharné s'engage à nouveau.

La Lune, mère de la nature

L'homme a très tôt associé la Lune – la plupart du temps sous

---

L'existence d'une triple divinité lunaire dans la mythologie repose sur la représentation des différentes phases lunaires.

sa forme féminine – à la formation et à la croissance de la nature. Les hommes étaient fascinés par l'harmonie perceptible entre les rythmes lunaires et les processus naturels. Il n'y a donc rien d'étonnant à ce que les premiers habitants de la Mésopotamie aient été intimement convaincus que c'était la Lune qui produisait la chaleur permettant aux plantes de pousser dans les champs.

Ils vénéraient la Lune en tant que déesse maternelle de la fertilité agricole et mirent au point des méthodes de culture basées sur le cycle de la Lune.

Il en fut de même dans d'immenses régions du sous-continent sud-américain, où les peuples primitifs vénéraient la Lune en tant que mère de toutes les plantes. Au moment de la nouvelle lune, on lui apportait des offrandes afin de l'inciter à dispenser à nouveau sa lumière bienfaisante.

Les vieux mythes subsistent

Au moment de la christianisation, lorsque les dieux païens furent supprimés, on ne renonça toutefois pas totalement aux vieux mythes concernant la Lune.

Deux exemples le prouvent : la fête païenne du printemps qui avait lieu chaque année au moment de la première pleine lune après l'équinoxe de printemps a été remplacée par les chrétiens par la fête de Pâques, célébrant la résurrection du fils de Dieu, qui a lieu le dimanche suivant la première pleine lune de printemps. Et la fête de Séléné qui avait lieu autrefois le 15 août est devenue la fête de l'assomption de Marie. D'ailleurs, à y regarder de plus près, on s'aperçoit que les représentations de Marie datant du Moyen Âge s'accompagnent souvent d'un croissant de Lune. Peut-être faut-il y voir un rappel des ancêtres païennes de la souveraine chrétienne du ciel ?

L'homme a associé très tôt les bienfaits de la Lune à la croissance des plantes et au culte de la fertilité.

Les effets de la Lune

La Lune – le mot est féminin dans toutes les langues, sauf en allemand – a de tout temps suscité réflexion et imagination chez les hommes. Mais ses effets ne se limitent pas à cela. Bien avant l'apparition de l'astronomie, la Lune était au centre de préoccupations bien terre à terre. Sa trajectoire dans le ciel nocturne est si constante, elle change de visage si régulièrement qu'elle semblait idéalement destinée à mesurer le temps, à servir de calendrier. C'est d'ailleurs ce qui s'est produit, et cette coutume a perduré dans de nombreuses cultures.

Du mythe à la réalité

L'homme a rapidement découvert les autres liens qui unissaient le cycle lunaire et les événements se produisant sur Terre. Lorsque les hommes ont commencé à cultiver les champs et à élever des animaux, ils ont constaté que beaucoup de phénomènes naturels – le temps, la croissance des végétaux, la fertilité des humains et des animaux, et même la santé, la maladie, la naissance et la mort – étaient mystérieusement liés aux allées et venues de la Lune. Beaucoup de choses étaient évidentes et furent érigées en règles pratiques. D'autres restèrent inexpliquées et devinrent mythe.

L'apport de l'astrologie

La connaissance que l'homme avait de la Lune fut considérablement améliorée par l'astrologie, que l'on peut considérer comme précurseur et compa-

Ce sont les activités pratiques quotidiennes de l'homme, surtout dans les domaines de l'agriculture et de l'élevage, qui lui on permis de découvrir les effets de la Lune.

gnon de route de l'astronomie. Elle permit d'apprendre pourquoi certains effets de la Lune étaient apparemment en discordance, parfois même en opposition, avec d'autres. Les astrologues découvrirent que la Lune traversait les douze signes zodiacaux au cours des 28 jours que dure sa révolution autour de la Terre. Chacun de ces signes, dans lequel l'astre reste de deux à trois jours à chaque fois, donne aux impulsions de la Lune un caractère particulier, d'une certaine façon une coloration qui module ces impulsions de manière extrêmement précise. Ce sont ces impulsions qui, davantage que celles du Soleil, sont en interaction avec la nature et qui influent sur elle.

La puissance de la Lune

Personne ne peut sérieusement mettre en doute le fait que la Lune a des effets, qu'en fonction de la phase et de la position dans lesquelles elle se trouve elle exerce une influence sur la nature entière – et donc aussi sur les hommes. Le fait est constaté depuis des siècles et chacun peut vérifier à tout moment ses effets sur un plan tout à fait pratique. Nous aurons l'occasion d'en reparler longuement dans cet ouvrage.

En revanche, les spécialistes sont encore divisés sur la manière dont la Lune agit, sur la voie et les moyens par lesquels elle exerce ses divers pouvoirs. Et le fond de la question n'est pas près d'être résolu.

La puissance extraordinaire des marées

Aucun doute n'existe quant aux effets physiques unanimement constatés que notre satellite exerce à l'intérieur du système Soleil/Terre/Lune du fait des for-

La Lune a des effets sur toute forme de vie terrestre du fait de sa force gravitationnelle. Il semble qu'elle exerce aussi une influence astrologique lorsqu'elle traverse le zodiaque.

ces gravitationnelles. Les marées (alternance régulière du flux et du reflux) participent de façon certaine de ces phénomènes ; ce sont elles qui font baisser ou monter le niveau de la mer – de plusieurs mètres dans certaines zones. Elles sont essentiellement dues à la force d'attraction de la Lune. Leur hauteur dépend de la position de la Lune par rapport au Soleil et à la Terre, c'est-à-dire des phases lunaires (voir page 35 et suivantes). En période de pleine et de nouvelle lunes, le Soleil renforce la force d'attraction de la Lune, et on observe quelques jours après les coefficients de marées – haute et basse – les plus importants. On parle de marées de vive-eau. Environ 7,5 jours plus tard – au moment des lunes montante ou descendante – les effets de la Lune et du Soleil s'annulent partiellement ; le niveau de la mer s'abaisse et remonte suivant une amplitude beaucoup plus faible. On parle alors de marées de morte-eau.

Mais la Lune ne met pas seulement d'énormes masses d'eau en mouvement ; sa puissance produit aussi des marées dans l'atmosphère terrestre. La pression atmosphérique peut alors augmenter ou baisser de 1,5 millibar. Même la partie solide du globe terrestre subit une déformation du fait de la gravitation, celle-ci pouvant atteindre environ cinquante centimètres au niveau de l'équateur.

La théorie des marées biologiques

Aujourd'hui, certains scientifiques pensent que ces forces apparentes ont des effets non seulement à grande échelle mais aussi à petite échelle. Ils ont émis un postulat à l'origine de la « théorie des marées biologiques », qui trouve principalement son expression dans les travaux du Pr. Arnold L. Lieber, de l'université de Miami, aux États-Unis. Cette théorie étudie sous deux aspects le problème de l'influence de la Lune sur les êtres vivants. Ses défenseurs essaient de prouver la force d'attraction directe

qu'exercerait la Lune sur les mécanismes vivants. D'autre part, ils étudient les effets directs de la Lune, que le champ électromagnétique de la Terre enregistrerait et transmettrait.
Lieber et ses collaborateurs partent du principe que l'on peut considérer tout être vivant à l'état naturel – c'est-à-dire les végétaux et les animaux mais aussi les humains – comme un microcosme constitué pour l'essentiel et dans des proportions comparables des mêmes éléments que la surface de la Terre. Cette vision des choses est en adéquation avec les principes philosophiques et religieux de l'Antiquité, selon lesquels le cosmos se reflète dans l'homme. Le Pr. Lieber déclare ainsi : « Je crois que la force d'attraction de la Lune, en association avec d'autres forces puissantes de l'univers, exerce une influence sur l'eau contenue dans le corps humain de la même manière que sur les océans. La vie connaît un flux et un reflux biologiques commandés par la Lune. Au moment de la pleine lune et de la nouvelle lune, c'est le reflux – c'est là que l'influence de la Lune sur notre comportement est la plus importante. Le flux biologique agit comme déclencheur de stress, ce qui certes ne déclenche pas un comportement agressif (de la part de l'homme), mais qui le rend beaucoup plus probable. »

Alerte à la pleine lune

Le Pr. Lieber, qui est psychologue et psychiatre, a d'abord rassemblé les preuves de cette thèse au cours des observations faites dans l'exercice de sa profession. Il a pu constater sans aucun doute possible que la pleine lune – pour l'essentiel – mais aussi la nouvelle lune

La Lune met en mouvement de gigantesques masses d'eau, mais sa force produit également des marées dans l'atmosphère terrestre. La pression atmosphérique peut subir une variation dans un sens ou dans l'autre allant jusqu'à 1,5 millibar.

accroissait considérablement le nombre d'actes agressifs et commis sous l'effet d'un stress important (crimes, coups et blessures, suicides, accidents, urgences psychiatriques) et que ce nombre atteignait dans les cas extrêmes le double de la moyenne mensuelle habituellement constatée. Les praticiens confirment sans cesse ce résultat. Les policiers, médecins et avocats sont bien placés pour savoir que les commissariats de police et les services d'urgence des hôpitaux sont en état d'alerte en période de pleine et de nouvelle lunes. Et les propositions visant à renforcer les effectifs à ces moments-là ne sont pas nouvelles.

Les recherches menées par Lieber, de même que d'autres études indépendantes, ont ensuite mené à la conclusion que toutes les fonctions vitales fondamentales sont soumises à un rythme mensuel qui suit la période de révolution de la Lune – et ses différentes phases. Cette déduction semble plausible mais n'est pas (encore) une preuve en soi. C'est d'ailleurs ce que soulignent les adversaires de la théorie des marées biologiques, qui lui reprochent essentiellement de ne pas apporter la preuve physiologique – c'est-à-dire scientifiquement exacte – des effets des marées sur les organismes vivants.

Des signaux énigmatiques

On sait depuis longtemps que la vie est un processus rythmé. Certains de ces rythmes naturels sont bien connus – ils sont calés de façon évidente sur le rythme jour/nuit imposé par le Soleil. Mais – et c'est la thèse de quelques chercheurs qui s'opposent à la théorie des marées biologiques – le comportement des animaux et des végétaux est

---

Même la partie solide du globe terrestre subit une déformation sous l'effet gravitationnel de la Lune. Celle-ci peut atteindre presque cinquante centimètres au niveau de l'équateur. Néanmoins, cet effet de marée est généralement compensé par des plissements dans la croûte terrestre.

également guidé par des forces provenant de la Lune (par exemple l'alternance rythmée du flux et du reflux) ; celles-ci règlent aussi l'horloge interne de chaque cellule de chaque être vivant. Pour cela, la Lune doit envoyer des signaux que les cellules vivantes sont à même de recevoir et de traiter. Existe-t-il des signaux pour ces marées et de quelle nature sont-ils ?

Des huîtres mystérieuses

C'est le Dr Frank Brown, scientifique américain, qui a apporté la preuve de l'existence de ces signaux de marées en menant il y a quelques années une expérience étonnante et convaincante. Un jour, le Dr Brown a fait apporter quelques huîtres en avion depuis la côte du Connecticut jusqu'à son laboratoire situé à plusieurs centaines de kilomètres de là, à Evanston (Illinois). Ils les a placées dans des récipients d'eau de mer, aucun signal de l'extérieur ne devant leur parvenir. Les conditions de l'expérience ont été scrupuleusement respectées.

Tout le monde sait que les huîtres s'ouvrent quand la mer est haute. C'était donc le cas de celles utilisées par Brown dans son laboratoire. Il se produisit cependant quelque chose d'étonnant : dans un premier temps, les huîtres ouvrirent leur coquille chaque fois que la mer était haute dans leur région d'origine, le Connecticut. Elles avaient donc gardé le rythme auquel elles étaient habituées. Mais au bout de quelques semaines seulement, leur comportement se modifia. Elles se mirent à ouvrir leur coquille au moment où la Lune était à son apogée dans l'Illinois. Si Evanston s'était trouvée au bord la mer, il y aurait eu des marées. Cette modification de comportement ne pouvait avoir qu'une explication pour le Dr Brown : les huîtres devaient recevoir directement de la force gravitationnelle de la Lune les signaux influençant leur rythme chronologique !

Une hypothèse hasardeuse

Mais comment les huîtres pouvaient-elles ressentir le pouvoir d'attraction de la Lune dans la mesure où elles étaient totalement coupées du monde extérieur ? C'est là qu'intervient le postulat de Brown selon lequel la gravitation de la Lune modifie les champs électromagnétiques qui entourent chaque organisme vivant : les huîtres ressentent ce changement et s'y adaptent, une partie de leur système nerveux recevant des signaux de modification de ce champ.

Soit – mais s'ils existent vraiment, ces signaux sont tellement imperceptibles que l'on n'est pas parvenu jusqu'à présent à les capter, même avec les instruments de mesure les plus perfectionnés. Il n'existe donc aucune preuve directe, mais on n'en restera pas là. On travaille aujourd'hui sur de nouvelles méthodes de mesure extrêmement sensibles, qui devraient bientôt permettre de confirmer ou de contredire l'hypothèse de Brown. Mais même si ces mesures devaient donner des résultats négatifs, on aurait toujours nos huîtres et leur curieux comportement. Dans tous les cas, le phénomène reste étonnant.

Quoi qu'il en soit, et quelle que soit la manière dont ils perçoivent les forces, de nombreux autres animaux marins sont influencés par le rythme lunaire. On a ainsi prouvé que le cycle reproductif des poissons était calqué sur les rythmes de la Lune. Le *Leuresthes tenuis*, un poisson californien, ne pond que durant les nuits suivant la pleine lune ou la nouvelle lune. Les anguilles d'Europe commencent presque toutes en même temps leur migration vers les lieux où elles fraient, et toujours en lune descendante. On pourrait ainsi conti-

Il est prouvé que le cycle reproducteur des poissons par exemple suit précisément le rythme de la Lune. Le Leuresthes tenuis*, un poisson californien, ne pond que durant les nuits suivant la pleine ou la nouvelle Lune. Les anguilles d'Europe commencent toujours leur migration vers les lieux où elles fraient en lune descendante.*

nuer longtemps. On est donc en droit de se poser la question de savoir si d'autres êtres vivants – végétaux, grands animaux et humains – ne reçoivent pas de tels signaux. L'expérience et la pratique l'ont démontré.

Force active ou horloge ?

Une question doit pour le moment rester posée, celle de savoir si les impulsions qui partent de la Lune et agissent sur la nature, sur tout ce qui vit, par l'intermédiaire des éléments terrestres que sont la terre, l'eau, l'air et le feu sont de nature matérielle ou énergétique, ou si la Lune ne doit pour ainsi dire être considérée que comme une horloge maintenue en marche par un rythme intérieur que la nature cacherait en elle.

Les dernières découvertes de la chronobiologie

Les sciences physiques et naturelles ont tout de même évolué de façon intéressante ces derniers temps. Les dernières découvertes en matière de chronobiologie semblent étayer la thèse évoquée plus haut, selon laquelle les douze signes du zodiaque représentent d'une certaine manière les chiffres d'une horloge sur laquelle la Lune serait une aiguille. Des expériences toujours plus nombreuses et des observations menées sur le long terme permettent d'affirmer avec une relative certitude la chose suivante : tout ce qui est naturel possède un rythme intérieur défini, les rythmes de chacun interagissant et influant sur de nombreux processus de développement et de survie, voire sur tous – de manière à peine perceptible, mais extraordinairement efficace. Et s'il en est ainsi, il paraît évident que tout ce qui se déroule en harmonie avec ces rythmes est le moteur du développement, de la vie et de la

---

Une question reste ouverte : les pouvoirs de la Lune sont-ils de nature matérielle ou énergétique ?

croissance, et que tout ce qui perturbe ces rythmes nuit au développement, le freine ou même l'entrave.

Restez critique

Quoi qu'il en soit, qu'il s'agisse d'une force active ou d'une aiguille sensible ou des deux, les phases lunaires et la position de la Lune dans les signes du zodiaque sont très importantes pour toute forme de vie sur Terre. Même si cette constatation ne peut pas être érigée en postulat irréfutable d'un point de vue strictement scientifique, il n'en reste pas moins qu'elle repose sur l'expérience acquise par les hommes au cours de leur histoire millénaire. Cette expérience doit se transmettre mais doit aussi faire l'objet d'une discussion critique. Nous vous invitons, cher lecteur, cher lectrice, à vous faire votre propre opinion à partir de vos lectures et de votre vécu. Ne considérez pas les règles et les conseils donnés dans la suite de cet ouvrage comme des dogmes, comme une norme rigide imposée à vos pensées et vos actes. Prenez-les comme des suggestions, et aiguisez vos sens et votre compréhension afin de vivre la vie que vous aurez décidé de vivre, en harmonie avec la nature.

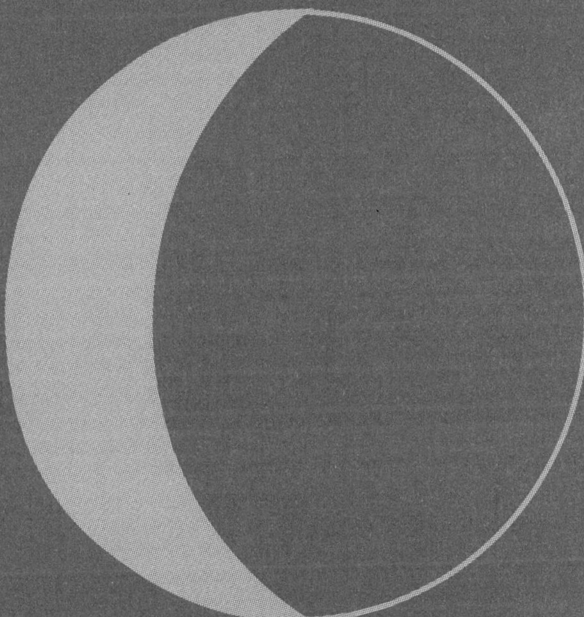

La Lune

Avec ses caprices, la Lune
Est comme une frivole amante ;
Elle sourit et se lamente,
Et vous fuit et vous importune.

La nuit, suivez-la sur la dune,
Elle vous raille et vous tourmente ;
Avec ses caprices, la Lune
Est comme une frivole amante.

Et souvent elle se met une
Nuée en manière de mante ;
Elle est absurde, elle est charmante ;
Il faut adorer sans rancune,
Avec ses caprices, la Lune.

Théodore de Banville (1823-1891), *Rondes*

Au rythme de la Lune

Les hommes ont toujours été fascinés par la transformation incessante de la Lune. Ils ont en même temps senti que les forces qui unissent la Lune à la vie sur Terre – de façon invisible mais néanmoins perceptible – se modifiaient à chaque changement de phase lunaire. D'où viennent ces forces et comment peut-on les reconnaître ? À quelles règles, à quel rythme sont-elles soumises ? Autant de questions posées depuis des millénaires et qui nous préoccupent nous aussi. Seules certaines ont aujourd'hui trouvé une réponse.

Dans ce chapitre

L'influence des phases lunaires

Lunes croissante et lune décroissante

La Lune dans les signes du zodiaque

L'influence des phases lunaires

Les effets de la Lune sur la nature sont transmis par sept impulsions fondamentales : les quatre phases lunaires, les lunes croissante et décroissante et la position de la Lune dans les signes du zodiaque.

C'est sur ce principe que se fonde cet ouvrage, ce qui n'empêche pas, le cas échéant, de tenir compte des différents effets liés à certaines combinaisons. Mais cela peut devenir extrêmement compliqué quand on sait que les premiers jours de la lune montante par exemple subissent encore l'influence de la nouvelle lune, tandis que la pleine lune à venir s'annonce déjà à la fin de la lune montante. Mais durant cette période de 13 jours environ, la Lune traverse aussi six signes du zodiaque, qui lui donnent chacun un caractère différent.

Mais soyez rassuré. N'ayez pas peur que tout cela devienne trop compliqué ; vous trouverez dans le chapitre « La Lune dans la pratique », à partir de la page 141, un résumé très clair des multiples constellations dont on connaît les effets bénéfiques sur les processus naturels et les situations de la vie les plus importants ; ces pages peuvent être un bon repère pour vous.

La nouvelle lune ●

Lorsque le côté de la Lune qui fait face à la Terre est presque entièrement assombri, on parle de nouvelle lune. Notre satellite se trouve alors pendant deux ou trois jours exactement – ou presque – entre la Terre et le

---

La nouvelle lune est une période idéale pour jeûner. Et si l'on veut perdre de mauvaises habitudes, mieux vaut commencer à la nouvelle lune.

Soleil. Il arrive parfois que la Lune se trouve alors dans le même signe du zodiaque que le Soleil. À la nouvelle lune, des impulsions puissantes agissent sur l'homme et la nature. On peut les qualifier de forces de « réorientation ». Les énergies sont nouvelles et originelles, et incitent à faire des projets qui devront par la suite être développés et mûrir. Dans la nature, les impulsions générées par la nouvelle lune annoncent un commencement. La Terre commence à respirer, la sève se met en mouvement.

Les impulsions de la nouvelle lune renforcent l'aptitude de l'organisme humain et animal à se désintoxiquer et à se purifier. Il est préférable, lorsque c'est possible, d'éviter les interventions chirurgicales durant la courte phase que représente la nouvelle lune.

La lune montante ☽

Après la nouvelle lune, dès que l'on aperçoit l'étroit croissant de lune ouvert à gauche, la phase de la lune montante commence. Durant celle-ci, tout est sous le signe de l'ouverture, de la croissance. Les influences positives prédominent, les énergies sont absorbées et emmagasinées.

Dans la nature, c'est la croissance en surface qui domine, la sève monte. C'est la bonne période pour semer et planter, surtout ce qui pousse en hauteur et porte des fruits, par exemple les légumes feuilles, les arbres fruitiers et les fleurs.

En lune montante, le corps est particulièrement apte à accueillir, stocker et assimiler tout ce qu'il peut recevoir de fortifiant, de constructif, de réparateur. La capacité d'auto-guérison est également très importante. C'est donc une bonne période pour récupérer et reprendre des forces.

L'organisme emmagasine également les nutriments. C'est la raison pour laquelle les gens qui surveillent leur poids doivent faire un peu attention à ne pas trop manger à cette période.

Il ne faut pas oublier non plus que plus la Lune est visible, plus le processus de guérison des blessures traîne en longueur ;

c'est pourquoi il convient – surtout à l'approche de la pleine lune – d'éviter de se faire opérer quand on a le choix.

La pleine lune ○

Lorsque la Lune a parcouru la moitié de son orbite autour de la Terre, le Soleil se trouve exactement en face, de l'autre côté de celle-ci. La surface visible de la Lune est totalement illuminée et elle offre pendant un ou deux jours un visage rond et lumineux dans le ciel nocturne. À aucun autre moment les impulsions de la Lune ne sont aussi nettement perceptibles que pendant la phase de pleine lune.

Pour l'homme, cette période est celle des sentiments forts, qu'ils soient positifs ou négatifs. D'après de nombreuses statistiques, non seulement le nombre de naissances est particulièrement élevé durant les quelques heures de pleine lune, mais le nombre d'accidents et d'actes de violence est également supérieur à la moyenne.

Dans la nature, les effets puissants de la pleine lune génèrent une atmosphère très particulière. D'une part, la nature atteint maintenant l'apogée de sa réceptivité, ce qui explique que la période de pleine lune soit vraiment idéale pour fertiliser les plantes. D'autre part, il arrive que les arbres et arbustes meurent, même s'ils n'ont que quelques branches cassées ou coupées. Les énergies liées à la pleine lune provoquent également souvent agitation et nervosité chez l'homme. Pendant cette période, les personnes sensibles souffrent de troubles du sommeil, d'autres ont des visions ou font des rêves très impressionnants. Dans la mesure où les plaies saignent plus fort et plus longtemps, où les blessures guérissent plus lentement et moins

Plus on approche de la pleine lune, plus les blessures et les plaies ont du mal à guérir. Il vaut donc mieux renoncer aux interventions chirurgicales à cette période quand on le peut.

bien, il est préférable, lorsque c'est possible, de renoncer aux interventions chirurgicales à la pleine lune.

La lune descendante ☽

La Lune poursuit sa révolution et l'achève. Elle se rapproche maintenant à nouveau de la Terre, et la taille de la surface éclairée par le Soleil diminue progressivement de droite à gauche jusqu'à ce que la phase de lune nouvelle soit atteinte.

Les effets de la lune descendante sont synonymes de détachement, de libération des forces et des énergies. Cette lune dite balsamique ou lune des semences, comme l'appellent les astrologues, libère des doutes et des angoisses, parfait et focalise les sentiments positifs pour le nouveau cycle qui s'annonce. Dans la nature, la sève descend, les énergies se dirigent vers les racines. La terre est réceptive, les conditions sont favorables à une croissance souterraine. Le moment est venu de planter ou de semer tout ce qui pousse en profondeur, par exemple les légumes racines. Les nutriments et l'humidité sont particulièrement bien absorbés par le sol en lune descendante ; la fertilisation et l'arrosage des végétaux sont donc particulièrement efficaces et qui plus est encore moins nuisibles pour l'environnement.

Pendant toute la durée de la lune descendante, l'organisme est au mieux de sa forme. Les performances physiques aussi bien qu'intellectuelles surviennent avec beaucoup plus de facilité que pendant les autres phases lunaires. La lune descendante est très nettement le symbole du nettoyage en profondeur ; c'est la raison pour laquelle tout ce qui touche à la désintoxication et à la purification donne de bons résultats en lune descendante.

La lune descendante est la période à laquelle les opérations réussissent le mieux et où les plaies guérissent le mieux.

Lune croissante ◡ et lune décroissante ◠

La Lune effectue également deux mouvements qui ont surtout de l'importance pour les végétaux mais qui peuvent aussi, dans certaines circonstances, être pris en compte afin d'optimiser une intervention sur le plan de la santé dont la date n'est pas idéale. Cet état, qui n'a rien à voir avec les phases que nous venons de décrire, est lié à la révolution sidérale – c'est-à-dire en rapport avec les astres – au cours de laquelle le satellite de la Terre traverse les douze signes astrologiques du zodiaque.

La lune croissante ◡

Lorsqu'elle est croissante, la Lune traverse tous les signes du zodiaque situés entre le début de l'hiver et celui de l'été, c'est-à-dire du Sagittaire au Taureau et aux Gémeaux, où elle atteint son apogée, en passant par le Capricorne, le Verseau, les Poissons et le Bélier.

La période de lune croissante peut être considérée comme une phase d'expiration de la Terre. Croissance, maturité et récolte sont déterminantes. Le développement de tout ce qui se trouve au-dessus du sol est similaire à celui que l'on observe en Lune descendante.

La lune décroissante ◠

Lorsqu'elle est descendante, la Lune traverse au cours de son trajet autour de la Terre tous les signes du zodiaque des mois de juin à décembre, soit les Gémeaux, le Cancer, le Lion, la Vierge, la Balance et enfin le Scorpion et le Sagittaire, où elle repart à nouveau dans l'autre sens.

La période de lune décroissante peut être considérée comme une phase d'inspiration de la Terre. Ce sont surtout les travaux de plantation qui en tirent profit. Le

---

La lune descendante est la période à laquelle les opérations réussissent le mieux et où les plaies guérissent le mieux.

développement au-dessous du sol est identique à celui observé en lune montante. Au-dessus du sol règne maintenant un certain calme, ce qui rend la période particulièrement favorable au bouturage et à la taille des arbres et arbustes.

Les conséquences et les applications pratiques de ce rythme lunaire dans les différents domaines de la vie et d'activités figurent dans une section du chapitre intitulé « Vivre avec la Lune », qui commence page 55.

Pour le moment, intéressons-nous encore un peu au rôle des signes du zodiaque que la Lune traverse au cours des différentes phases de son orbite autour de la Terre.

Les termes de lunes croissante et décroissante ne désignent pas des phases « classiques » de la Lune, mais sont plutôt une description de la position de la Lune par rapport à l'écliptique.

La Lune dans les signes du zodiaque

Les impulsions qu'envoie la Lune à toute forme de vie terrestre se manifestent d'une part par des effets énergétiques directs exercés par l'intermédiaire des différentes phases lunaires, et d'autre part par des effets astrologiques indirects qui passent par les signes du zodiaque traversés par la Lune au cours de son orbite autour de la Terre. Les effets spécifiques qu'elle exerce alors sont liés aux qualités propres à chacun de ces signes.

Les quatre trigones

Les douze signes du zodiaque sont répartis en quatre groupes ; chaque groupe est classé dans un élément dit primitif, par l'intermédiaire duquel les signes agissent sur le plan astrologique.

Dans l'élément Feu sont classés le Bélier, le Lion et le Sagittaire.

Dans l'élément Terre sont classés le Taureau, la Vierge et le Capricorne.

Dans l'élément Air sont classés les Gémeaux, la Balance et le Verseau.

Dans l'élément Eau sont classés le Cancer, le Scorpion et les Poissons.

Eléments et tempéraments

La classification des signes du zodiaque par éléments primitifs donne naissance à quatre trigones (groupes d'éléments) qui définissent des modèles de base particuliers dans chaque domaine

Lorsque l'on cite les signes du zodiaque, on commence par le Bélier et on termine par les Poissons.

de la vie et de la nature. La Lune agit, elle aussi, dans ce sens lorsqu'elle traverse chaque signe.

Le trigone du Feu

On associe au Feu les propriétés que sont le « chaud » et le « sec ». Elles correspondent à un tempérament légèrement bouillonnant. Les réactions corporelles qui y sont associées sont marquées par la spontanéité, la rapidité et le côté spectaculaire, avec une faculté de compréhension importante. Au niveau de la personnalité, ce sont l'énergie, le courage et l'esprit de conquête qui dominent. Le dynamisme est très marqué. Mais l'impatience, l'excès de zèle et le manque de prudence ont aussi des effets.

Le trigone de la Terre

La Terre est un élément « sec » et « froid », auquel correspond un tempérament plutôt mélancolique, constant. Les réactions du corps qui y sont associées sont marquées par la lenteur mais aussi la puissance et la retenue. La personnalité est marquée par la prudence, la loyauté et la persévérance. Une anxiété exagérée et un certain entêtement peuvent avoir des effets négatifs.

Le trigone de l'Air

On associe à ce trigone le « chaud » et l'« humide ». Ces propriétés indiquent un tempérament sanguin, par conséquent vif et insouciant. Cela se manifeste typiquement par des réactions corporelles rapides et un esprit alerte. La personnalité est marquée par la vivacité, la réceptivité et l'enthousiasme. Mais il faut y ajouter la nervosité, l'irritabilité et une certaine instabilité.

Le trigone de l'Eau

On associe au trigone de l'Eau l'« humide » et le « froid », auxquels correspond un tempérament lymphatique. Cela se traduit par des

---

La tonalité que la Lune donne à chaque jour par l'intérieur du signe zodiacal est essentiellement perceptible dans les rapports humains.

réactions corporelles relativement lentes et faibles. Au niveau de la personnalité, on observe une empathie très marquée, une imagination fertile, un esprit tolérant ainsi qu'une tendance à l'exaltation et à la rêverie. Mais on constate également une sensibilité exacerbée, des sentiments excessifs et une angoisse existentielle.

Les effets sur l'humeur

Ce sont ces qualités qui sont particulièrement « sollicitées » les jours où la Lune séjourne dans le signe du zodiaque qui leur correspond. En outre, chaque signe du zodiaque donne au jour où il est « touché » par la Lune une certaine tonalité :

Les gens ont un besoin accru de contacts et une énergie débordante. Leur enthousiasme est néanmoins d'assez courte durée.

Il est difficile de revenir sur les décisions qui ont été prises – alors réfléchissez bien. Un jour comme celui-là est surtout favorable aux activités financières.

Un échange d'idées et de réflexions a lieu. Aucune action innovatrice ne s'annonce ces jours-là, mais le sentiment familial est fort.

La sensibilité, voire l'hypersensibilité caractérisent les jours du Cancer. Les personnes qui se laissent très facilement influencer doivent être sur leurs gardes.

Les maîtres mots sont le divertissement, le plaisir, la joie de vivre, la mise en avant de soi. Le Lion éveille aussi des instincts protecteurs – on doit veiller qu'ils ne dégénèrent pas en instinct de propriété exagéré.

Le besoin de contacts, mais aussi la tendance à la retenue, sont présents. Ces jours-là sont propices à la réalisation de petites tâches et d'activités routinières qui ne font pas appel à la créativité.

Histoires d'amour, amitié, couple prédominent. Mais attention aux conflits affectifs car la jalousie risque de pointer son nez.

Tendances à la critique et à

Lorsque la Lune se trouve dans un signe d'eau, ce sont les sentiments qui dominent. C'est le moment d'explorer son inconscient !

la méfiance cohabitent. La sensibilité et la susceptibilité sont accrues. Le moment est favorable au surnaturel.

♐ Agitation, attirance pour ce qui est inconnu et étranger, envie pressante de voyager sont les sentiments que l'on ressent maintenant avec le plus d'intensité.

♑ Tradition, autorité, règles, discipline, travail et affaires sont importants. On note aussi une légère tendance au pessimisme et à la frustration.

♒ Engagement social, rationalité, idées nouvelles et projets d'avenir ont la priorité. Trop d'idéalisme peut entraîner une déception. Les femmes sont particulièrement fortes.

♓ Les gens sont réservés, recherchent le contact avec leur partenaire ou leur famille. Ces jours-là favorisent la réflexion sur le spirituel.

Signes du zodiaque et végétaux

Suivant sa position dans le zodiaque, la Lune exerce aussi une influence sur les végétaux, essentiellement sur la croissance de leurs différentes parties.

Les jours de Feu ♈ ♌ ♐ sont des jours «fruits»
Lorsqu'elle est en signe de Feu, la Lune a des effets sur les plantes fruits – c'est-à-dire des végétaux produisant des fruits comestibles. C'est le cas par exemple des fraisiers, arbres et arbustes fruitiers, céréales, haricots, petits pois, concombres, courges, aubergines, courgettes, maïs, poivrons ou tomates.

Les jours de Terre ♉ ♍ ♑ sont des jours «racines»
En signe de Terre, la Lune a des effets sur les végétaux dont la partie la plus importante pousse dans le sol. C'est le cas de l'ail, du persil, de l'oignon, de la pomme de terre, de la carotte, du radis, du navet, du céleri, de la betterave rouge ou du salsifis.

Les jours d'Air ♊ ♎ ♒ sont des jours «fleurs»
En signe d'Air, la Lune a des effets sur toutes les plantes

fleurs. C'est le cas par exemple du brocoli, du tournesol, des arbustes à fleurs.

Les jours d'Eau sont des jours «feuilles»

Lorsqu'elle est en signe d'Eau, la Lune a des effets sur les plantes feuilles, c'est-à-dire les légumes verts comme l'endive, la scarole, la mâche, la laitue, le fenouil, la bette à carde, l'asperge, l'épinard, le chou rouge, blanc ou frisé, le chou-rave, le chou-fleur, le chou de Bruxelles, le persil plat et toutes les herbes aromatiques.

Pour jardiner avec succès et effectuer de nombreux travaux d'agriculture, il est très important de connaître les effets de la Lune. On peut par exemple en déduire les dates optimales pour semer, soigner et récolter les différentes plantes et fruits. Vous en saurez plus à ce sujet en lisant le chapitre « Réussir son jardin grâce à la Lune » (page 91 et suivantes).

Signes du zodiaque et conditions météorologiques

L'influence du signe du zodiaque dans lequel se trouve la Lune au cours de sa révolution autour de la Terre se fait également sentir d'une certaine manière sur les conditions météorologiques du moment. Il faut toutefois un certain sens de l'observation et un bon flair pour déceler ses effets, ces derniers étant trop facilement masqués par l'évolution du climat et du temps sur le long terme. Ils jouent cependant un rôle chez les animaux et les végétaux qu'il ne faut pas sous-estimer et ils peuvent nous aider à mieux comprendre des événements naturels, en apparence mystérieux, et leurs conséquences.

Les jours de Feu correspondent au Chaud

Une atmosphère agréable, ressentie comme relativement chaude ou douce, règne lorsque la Lune

L'influence qu'exercent les signes du zodiaque sur les végétaux est primordiale dans l'art de jardiner avec la Lune.

se trouve dans les trois signes de Feu. Ce sont des jours qui invitent aux promenades dans la nature même lorsque l'on se trouve dans une longue période de conditions météo plutôt défavorables. En été, il vaut mieux être sur ses gardes les jours du Lion car il n'est pas rare d'être surpris par un orage, qui peut aussi bien s'accompagner de grêle.

Les jours de Terre ♉ ♍ ♑ correspondent au Froid ❄

En signe de Terre, on observe un microclimat : il fait frais même quand les températures devraient être élevées. S'il y a des nuages, le refroidissement est nettement plus perceptible que les autres jours. On frissonne plus facilement. La terre semble anormalement froide et il est préférable de prendre une couverture ou un pull si l'on veut s'allonger sur une plage ou dans une prairie.

Les jours d'Air ♊ ♎ ♒ correspondent au Lumineux ☀

Lorsque la Lune est en signe d'Air, la luminosité semble être plus forte sur les végétaux, les animaux et les hommes. Il fait alors plus clair que les autres jours ; cette impression s'observe même quand le Soleil se cache derrière les nuages. Ces jours-là , certaines personnes trouvent la lumière du jour trop éblouissante et portent des lunettes de soleil même si le temps est couvert. Mais en règle générale, cette clarté rend plutôt plus gai et dynamique.

Les jours d'Eau ♋ ♏ ♓ correspondent à l'Humide 🌧

Quand la Lune est en signe d'Eau, on peut s'attendre à ce qu'il pleuve ou neige plus souvent que les autres jours. Mais même quand le Soleil brille, le sol et l'herbe sont généralement désagréablement humides et froids. Cette impression est particuliè-

Il faut avoir une certaine intuition pour reconnaître les effets de la Lune sur les conditions météorologiques. Mais quand on observe les choses de plus près et qu'on les compare, on peut noter des nuances infimes.

rement nette en lune montante, où le sol a une capacité d'absorption relativement faible.
Pour être en mesure de reconnaître ces éléments météorologiques, il convient certes d'aiguiser sa sensibilité et son sens du détail. Mais lorsque l'on y parvient, on modifie son rapport à la nature et on découvre un certain nombre de choses que l'on ne voyait pas auparavant.

Signes du zodiaque et alimentation

La qualité de la nourriture subit quotidiennement l'influence des signes du zodiaque. Cet aspect des choses peut avoir une importance considérable, même si les nutritionnistes d'aujourd'hui ne l'admettent malheureusement toujours pas. L'observation et l'expérience ont démontré que l'organisme réagit d'une certaine façon à certains nutriments à certains moments. C'est là qu'ils sont le mieux absorbés et assimilés. Parfois, c'est malheureusement l'inverse qui se produit – les nutriments ne nous réussissent pas et on devrait plutôt les éviter à ce moment-là. Pourquoi ne pas y faire attention et tenir compte de ses propres expériences lorsque l'on choisit ses aliments ? On éviterait ainsi les erreurs alimentaires et le fait que certains nutriments, lorsqu'ils sont consommés à un moment donné, fassent grossir ou rendent même malade.

Les jours de Feu sont les jours des protéines

Les signes de Feu influent sur la qualité des protéines. Les jours où la Lune se trouve dans ces signes du zodiaque, les aliments contenant des protéines ont en général des effets bénéfiques sur notre organisme. Ils favorisent

Qui ne s'est jamais fait cette remarque : certains aliments nous réussissent particulièrement bien certains jours alors que nous les supportons mal à d'autres moments. Essayez donc d'observer dans quelle mesure la Lune joue un rôle dans ce phénomène.

l'activité cellulaire et accroissent les énergies physique et intellectuelle. Mais il ne faut pas oublier que tout déséquilibre alimentaire réduit les effets positifs de certains aliments, et peut même les annihiler. C'est ainsi qu'un excès de protéines peut entraîner des problèmes digestifs qui ont plutôt tendance à affaiblir l'organisme.

Les jours de Terre ♉ ♍ ♑ sont les jours du sel

Les signes de Terre ont une influence sur la qualité du sel. Essayez d'observer si vous avez particulièrement envie de salé ces jours-là ou non. Si oui, n'ayez pas de scrupules à suivre votre penchant car le corps a besoin de sel pour nourrir le sang. Et les jours de Terre favorisent les effets de ce phénomène. Mais les gens qui doivent pour des raisons de santé – hypertension artérielle par exemple – adopter un régime pauvre en sel doivent être très prudents avec le sel ces jours-là car il peut, même en très faible quantité, avoir des effets négatifs.

Les jours d'Air ♊ ♎ ♒ sont les jours des lipides

Les jours d'Air aident l'organisme à utiliser les lipides. Ces jours-là, tout ce qui contient des graisses et de l'huile fait en général du bien et exerce une influence positive sur les glandes endocrines. Chacun, lorsqu'il peut se le permettre sans problème, devrait tout simplement suivre ses envies ces jours-là et s'offrir sans complexe la bonne côte de bœuf dont l'idée lui met l'eau à la bouche. Mais attention aux excès. Il est préférable d'éviter justement les lipides les jours d'Air lorsqu'on ne les supporte pas d'une manière générale. L'expérience a démontré que l'on évitait ainsi les effets négatifs sur la santé.

Les jours d'Eau ♋ ♏ ♓ sont les jours des glucides

Les signes d'eau confèrent aux glucides une qualité particulière. Beaucoup de gens privilégient ces jours-là le pain, les gâteaux, les féculents et les sucreries. Ce n'est pas obligatoirement une erreur dans la mesure où les glucides sont nécessaires à l'activité nerveuse. Mais attention : il est préférable pour les personnes souffrant de troubles métaboliques et qui veulent ou doivent en outre surveiller leur ligne de ne pas se laisser aller car les aliments riches en glucides leur profitent particulièrement ces jours-là.

Conséquences pratiques

Ce n'est certainement pas une erreur que de tenir compte des diverses qualités nutritives des aliments évoquées ci-dessus lorsque l'on compose ses menus dans la mesure où, en fonction du moment, elles vont de pair avec une harmonie certaine entre l'organisme et les différents nutriments. Ce qui serait en revanche une erreur, ce serait d'en tirer la recette d'une alimentation parfaite, composer en quelque sorte son menu d'après la Lune. Il est beaucoup plus raisonnable de repenser vos habitudes alimentaires à la lumière de ces considérations, de noter vos observations et vos expériences et de les confronter aux signaux que votre propre corps vous envoie. C'est peut-être ainsi que vous trouverez un rythme adapté, qui concilie agréablement les envies, les goûts et la raison. Ce sont les premiers pas vers une alimentation saine. Vous trouverez davantage de détails dans le chapitre « Une vie saine grâce à la Lune » (à partir de la page 56).

Signes du zodiaque et corps humain

On attribue à chaque signe du zodiaque une partie du corps, sur laquelle la Lune exerce alors des effets spécifiques. La Lune parcourt ainsi quasiment tout l'organisme au fil du mois, différentes influences étant en revanche mises en œuvre au cours de l'année en fonction de la phase dans laquelle elle se trouve. Les signes sont

Il se peut très bien que l'on ait une envie irrépressible de choses sucrées les jours d'eau. Tant que vous n'avez pas de problème de santé particulier, rien ne vous empêche de vous laisser aller à quelques « douceurs ».

classés de la manière suivante :

Au Bélier on associe la tête (cerveau) et le visage (yeux, nez).

Au Taureau on associe les mâchoires (dents), le cou (amygdales, glande thyroïde), la nuque et les oreilles.

Les Gémeaux influent aussi bien sur les bronches et les épaules que sur les bras et les mains.

Le Cancer influe sur la poitrine, l'estomac, les poumons, le foie et la vésicule biliaire.

Le Lion est associé au cœur, à la circulation, à la pression artérielle et à la région dorsale.

La Vierge est associée au métabolisme, à la digestion et aux nerfs.

La Balance influe aussi bien sur le bassin que sur les reins et la vessie.

On associe au Scorpion les organes sexuels internes et externes ainsi que les voies urinaires.

Le Sagittaire influe aussi bien sur les cuisses que sur les veines.

On associe au Capricorne les genoux ainsi que la peau et le squelette

Le Verseau influe sur les jambes ainsi que sur les veines et les chevilles.

Les Poissons, enfin, sont associés aux pieds et aux orteils.

Conséquences pratiques

Quand la Lune parcourt un signe du zodiaque, les parties du corps qui y sont associées sont à la fois susceptibles d'être fortement sollicitées et particulièrement réceptives au soulagement, aux soins et aux traitements. En revanche, les interventions chirurgicales doivent être évitées dans la mesure du possible car elles représentent avant tout un stress particulièrement important pour la région concernée.

Autres caractéristiques des signes du zodiaque

En astrologie, on attribue encore d'autres propriétés spécifiques

Lorsque la Lune se trouve dans un signe du zodiaque particulier, la région du corps qui lui est associée est particulièrement réceptive aux soins.

aux signes du zodiaque, celles-ci étant difficilement décelables au travers de la Lune. Elles jouent néanmoins un rôle particulier dans l'interprétation de l'horoscope. C'est pourquoi notre présentation ne serait pas complète si nous ne les évoquions pas rapidement ici.

Signes cardinaux

Dans le zodiaque, les signes du Bélier, du Cancer, de la Balance et du Capricorne se trouvent chacun au début d'une nouvelle saison. On les associe à l'action, à l'initiative et au mouvement.

Signes fixes

Les signes du Taureau, du Lion, du Scorpion et du Verseau représentent la stabilité, la persévérance et la logique dans les actes.

Signes instables

Les signes des Gémeaux, de la Vierge, du Sagittaire et des Poissons sont associés à l'adaptation, à la souplesse et à l'instabilité. Vous trouverez d'autres renseignements sur cette classification dans le chapitre intitulé « L'horoscope lunaire» (à partir de la page 225).

Signes de jour et signes de nuit

Cette classification des signes du zodiaque se retrouve dans les vieux ouvrages de jardinage ; elle n'a aujourd'hui quasiment plus cours.

Les signes de jour

En font partie les signes de Feu et d'Air, c'est-à-dire le Bélier, les Gémeaux, le Lion, la Balance et le Verseau. Ils sont réputés actifs, secs et plutôt stériles.

Les signes de nuit

Ils rassemblent les signes de

La répartition des signes du zodiaque telle qu'elle est présentée ici est principalement utilisée en astrologie pour élaborer et interpréter les horoscopes.

Terre et d'Eau, c'est-à-dire le Taureau, le Cancer, la Vierge, le Scorpion, le Capricorne et les Poissons. Ils sont réputés passifs, humides et très fertiles.

Signes masculins et signes féminins

L'astrologie classe parfois les signes du zodiaque suivant le sexe et leur attribue des vertus positives ou négatives.

Les signes masculins (négatifs)

Dans cette classification, les signes masculins sont le Bélier, les Gémeaux, le Lion, la Balance, le Sagittaire et le Verseau. Ces signes seraient davantage extravertis, pleins d'énergie, de courage et de confiance en soi.

Les signes féminins (positifs)

Il s'agit ici du Taureau, du Cancer, de la Vierge, du Scorpion, du Capricorne et des Poissons. Ces signes sont apparemment plutôt introvertis, timides, anxieux et d'humeur instable.

Garçon ou fille – comment déterminer le sexe d'après la Lune

Il convient ici d'évoquer une théorie qui suscita beaucoup d'intérêt dans les années 1970 et que l'on doit à un médecin psychiatre tchèque, le Dr Eugen Jonas. D'après cette théorie, il est apparemment possible de déterminer à l'avance le sexe d'un enfant en choisissant le moment de la fécondation à l'aide de données astrologiques. En questionnant 30 000 femmes environ, le Dr Jonas s'était rendu compte que lorsque la Lune se trouvait dans l'un des six signes masculins au moment de la conception, la femme mettait toujours au monde un garçon ; si ces signes étaient féminins, elles mettaient au monde une fille. Cette théorie se vérifiait dans plus de 98 % des cas.

La méthode Jonas était valable pour plus de 98 % des femmes interrogées.

Tristesses de la lune

Ce soir, la lune rêve avec plus de paresse ;
Ainsi qu'une beauté, sur de nombreux coussins,
Qui d'une main distraite et légère caresse
Avant de s'endormir le contour de ses seins,

Sur le dos satiné des molles avalanches,
Mourante, elle se livre aux longues pâmoisons,
Et promène ses yeux sur les visions blanches
Qui montent dans l'azur comme des floraisons.

Quand parfois sur ce globe, en sa langueur oisive,
Elle laisse filer une larme furtive,
Un poète pieux, ennemi du sommeil,

Dans le creux de sa main prend cette larme pâle,
Aux reflets irisés comme un fragment d'opale,
Et la met dans son cœur loin des yeux du soleil.

Charles Baudelaire (1821-1867) *Les Fleurs du Mal*

Vivre avec la Lune

Connaître les règles régissant les effets de la Lune, c'est s'ouvrir de nouvelles perspectives dans la vie. C'est découvrir que beaucoup de choses se trouvent facilitées et qu'une partie de ce qui semblait jusqu'à présent mystérieux a une explication simple. Mais celui qui attendrait un miracle risque d'être déçu. La Lune ne peut ni soigner ni faire le ménage. Mais elle peut aider à vivre en harmonie avec la nature et par conséquent contribuer à une vie plus saine ou tout simplement à accomplir plus facilement de nombreuses tâches de la vie quotidienne. Essayez et observez par vous-même tout ce que la Lune rend possible lorsque l'on veut bien suivre son rythme.

Dans ce chapitre

Une vie saine grâce à la Lune

Avant de nous lancer dans une description plus approfondie des effets de la Lune sur l'organisme humain et de vous donner les conseils appropriés, faisons une petite mise au point : ce serait une erreur fondamentale – ce n'est d'ailleurs pas le propos de cet ouvrage – de croire que la santé et le bien-être de chacun dépendent uniquement ou dans une large mesure de forces extra-terrestres. Bien au contraire, chacun d'entre nous est au premier chef responsable de sa santé – physique ou psychique. Ce sont nos actes ou notre négligence qui importent.

Les effets de la Lune peuvent simplement aider à faire ce qui est bon et à éviter ce qui est mauvais. Et vous avez le pouvoir de renforcer, de rendre encore plus efficace ce qui est bon et se produit au bon moment. La Lune ne guérit pas mais elle peut nous aider à guérir. Et surtout, elle peut nous aider à rester en bonne santé.

Comment la Lune peut-elle aider à rester en bonne santé ?

Observons tout d'abord quels sont les effets de la Lune suivant les phases dans lesquelles elle se trouve.

À la nouvelle lune ●

À la nouvelle lune, la capacité du corps à se désintoxiquer est particulièrement importante. Le

L'essentiel pour la santé de chacun d'entre nous est d'avoir une approche positive de la vie. Mais le mode de vie a aussi son importance. L'alimentation joue un rôle décisif, de même que l'activité physique, le sommeil et la détente. Notre corps nous fait savoir ce dont il a besoin. Encore faut-il pour cela être à son écoute et entendre les signaux qu'il nous envoie.

moment est donc propice pour commencer à se déshabituer de la cigarette, à réduire sa consommation d'alcool ou s'imposer un jeûne.

En lune montante ☽

En lune montante, le corps assimile particulièrement bien ce qu'il reçoit. Cela concerne tout ce qui peut avoir des effets curatifs ou constructifs sur le corps, c'est-à-dire les médicaments par exemple, mais aussi bien évidemment les nutriments. Cette phase est très propice à la récupération.

À la pleine lune ○

À la pleine lune, beaucoup de gens sont plus agités que d'habitude et ont tendance à être plus agressifs. Les troubles du sommeil sont fréquents et on rêve davantage. Les plaies saignent plus fort et guérissent moins bien. Cela signifie que l'on ne devrait pas se faire opérer en période de pleine lune, sauf en cas d'urgence bien sûr.

En lune descendante ☾

C'est en lune descendante que l'organisme est au meilleur de sa forme. Le corps et l'esprit sont capables de grandes performances. La période est donc favorable à une désintoxication et à une purification de l'organisme, ainsi qu'aux interventions chirugicales car les plaies guérissent plus vite. La méditation et les exercices de relaxation agissent particulièrement bien.

Signification des signes du zodiaque

Comme nous l'avons déjà évoqué page 50, à chaque région du corps correspond l'un des douze signes du zodiaque que la Lune parcourt pendant les 28 jours que dure approximativement sa révolution autour de la Terre. Les jours où elle traverse un signe donné, la région correspondante est particulièrement sensible aux influences négatives comme aux influences posi-

C'est au moment de la pleine lune que l'influence de la Lune se fait le plus sentir. Nervosité et troubles du sommeil sont souvent au rendez-vous.

tives. Cela signifie que nous devons veiller à ne pas trop solliciter la région correspondant au signe dans lequel se trouve la Lune. Lorsque cette zone est sensible, il est préférable de se ménager.

En contrepartie, les jours correspondant à un signe sont particulièrement indiqués pour s'occuper, d'une manière ou d'une autre, de la région du corps qui lui correspond. Cela peut être par exemple une journée de jeûne si l'on a des problèmes digestifs. Les massages aussi sont très efficaces lorsqu'ils sont pratiqués le bon jour. Exercices de relaxation, balnéothérapie, prise de remèdes divers, inhalations, soins de la peau, gymnastique - le choix des soins est varié. Les différentes phases de la Lune renforcent les effets curatifs en influant de manière positive sur un type de soins particulier : en lune montante, tout ce qui construit, renforce et soigne a une action. En lune descendante, ce sont les mesures de désintoxication et de purification qui sont particulièrement efficaces.

Mais il est préférable dans la mesure du possible d'éviter les interventions chirurgicales lorsque la Lune traverse le signe correspondant à la région du corps concernée, dans la mesure où elles représentent une sollicitation importante.

Essayez ! Apprenez à reconnaître et à interpréter les signes que votre corps émet. Les indications données ci-dessous peuvent vous y aider. Vous trouverez des informations plus détaillées dans le chapitre « La Lune dans la pratique » (à partir de la page 114) dans lequel figurent des conseils de santé pour chaque période de Lune.

Évitez dans la mesure du possible de programmer une opération sur un organe correspondant au signe du zodiaque que la Lune traverse à ce moment-là car la sollicitation est alors extrême.

Maigrir avec la Lune

Si vous voulez ou devez maigrir, imposez-vous systématiquement un jour de jeûne au moment de la nouvelle lune. La période la plus favorable pour commencer une période de jeûne est la lune descendante ; la lune montante est une période moins propice. L'expérience a démontré qu'un jeûne au moment de la pleine lune n'apporte rien, dans la mesure où il ne fera que rendre plus nerveux ceux qui le sont déjà en temps ordinaire. Les signes du zodiaque n'ont ici aucune importance.

Renforcer l'appareil locomoteur

La lune montante est une bonne période pour traiter tout ce qui touche au renforcement de l'appareil locomoteur par des massages, des frictions et de la gymnastique douce, surtout lorsque l'on tient compte des signes et des régions du corps qu'ils « régissent » : Gémeaux pour les bras, Balance pour le bassin, Sagittaire pour les cuisses, Capricorne pour les genoux et les autres articulations, Verseau pour les jambes et les chevilles, Poissons pour les pieds et les orteils. Si l'on veut néanmoins faire plus d'efforts physiques, il est préférable de choisir la lune descendante, en évitant toutefois de solliciter de façon extrême les organes associés au signe dans lequel la Lune se trouve. À la nouvelle lune, évitez par principe ces sollicitations.

Purifier le sang

La meilleure période pour faire une cure d'ortie pour purifier le sang et épurer l'organisme – à répéter tous les ans au début du printemps pour ses effets véritablement miraculeux – est la lune montante, surtout en Balance ou en Sagittaire. En automne, les jours les plus favorables sont plutôt les jours du Lion, en lune descendante.

Interventions chirurgicales

Les interventions chirurgicales, quelles qu'elles soient, doivent être programmées si possible en lune descendante car les plaies saignent moins et – cela a été démontré - guérissent plus vite durant cette phase lunaire. Il est néanmoins préférable de ne pas se faire opérer d'un organe le jour où la Lune se trouve dans le signe du zodiaque lui correspondant. Lorsque l'on a le choix, mieux vaut éviter de se faire opérer en période de pleine ou de nouvelle Lune.

Cela n'est évidemment pas valable pour les interventions qui sont une nécessité absolue, comme les opérations d'urgence dans les crises aiguës ou après un accident ou une blessure. En revanche, si vous avez le choix de la date, tenez compte de l'influence de la Lune.

Traitement des ongles incarnés

Si vous devez vous faire enlever un ongle incarné, choisissez une date en lune descendante, mais pas en Poissons. Cette intervention est très douloureuse lorsqu'elle est pratiquée en Poissons et en lune montante.

Relaxation

Les exercices de relaxation sont très efficaces en période de nouvelle lune. Mais ils donnent également plus facilement et plus rapidement le résultat souhaité en lune descendante qu'en lune descendante.. En période de pleine lune, n'ayez pas trop d'espoirs quant à l'efficacité de ces exercices.

Réflexothérapie

Le signe des Poissons en lune montante est parfaitement indiqué pour pratiquer un massage reconstituant et régénérant des zones réflexes des pieds ; si l'on souhaite plutôt un massage relaxant et apaisant, celui-ci sera

Lorsque l'on décide de la date d'une intervention avec un médecin, mieux vaut tenir compte de la constellation lunaire. De plus en plus de médecins sont ouverts à cette approche et, dans la mesure du possible, tiennent compte du calendrier lunaire dans leur activité.

plus efficace en Poissons en lune descendante. En période de pleine lune, la réflexothérapie est en général peu efficace.

La balnéothérapie

La balnéothérapie fait beaucoup de bien en lune montante, surtout en signe de Terre, c'est-à-dire lorsque la Lune se trouve dans le signe du Taureau, de la Vierge ou du Capricorne. Ces signes restent relativement favorables en lune descendante, ce qui n'est pas le cas des autres signes où l'on devra doser plus massivement les produits que l'on met dans le bain pour obtenir des effets.

Massages tonifiants

Les massages tonifiants, revigorants, sont très efficaces en lune montante lorsque la Lune se trouve dans le signe correspondant à la région du corps massée. En lune descendante, les massages ont un effet relaxant plus net. Quel que soit l'objectif du massage, la pleine lune est une phase moins propice.

Perdre de mauvaises habitudes

Si vous souhaitez perdre une habitude qui nuit à votre santé, par exemple si vous fumez ou consommez trop régulièrement de l'alcool, la nouvelle lune sera votre alliée. Lorsque l'on est fermement décidé à commencer sa propre cure de « désintoxication », il est préférable de démarrer à la nouvelle lune. D'après les anciens, la nouvelle lune de mars serait d'ailleurs une période particulièrement favorable.

Traitement des verrues et des cors

Pour se faire retirer une verrue gênante, il est conseillé de com-

---

*Si vous avez des verrues, vous pouvez utiliser de la chélidoine (*Chelidonium majus*). Le traitement consiste à les tamponner avec cette plante, en commençant le lendemain de la pleine lune et en poursuivant jusqu'à la nouvelle lune.*

mencer le traitement juste après la nouvelle lune et de le poursuivre en lune descendante. Si le traitement doit durer plus longtemps, il est préférable de l'interrompre au moment de la nouvelle lune et de le reprendre en lune descendante.

Selon la tradition, une verrue que l'on traite en Cancer en lune montante revient toujours. Il vaut mieux ne pas toucher aux verrues ces jours-là.

C'est aussi en lune descendante qu'il est conseillé de faire retirer les cors en commençant de préférence le traitement quand la Lune se trouve dans le Verseau. En lune montante, l'élimination des cors est plus difficile, plus douloureuse et le résultat moins certain.

Soins dentaires

La lune descendante est également une période propice aux traitements dentaires ; ils sont alors moins douloureux, les plaies qu'ils peuvent entraîner saignent moins et se referment plus vite. Lorsque l'on doit se faire arracher une dent, il est préférable d'éviter si possible les signes d'Air (Gémeaux, Balance, Verseau). Si cela n'est possible qu'en lune montante, évitez absolument les jours d'Air !

La lune descendante est aussi le bon moment pour se faire poser un amalgame, une couronne, un bridge etc., mais pas en Taureau – vous auriez encore plus de mal que d'habitude à supporter la roulette. Si vous devez vous faire opérer des mâchoires, c'est la même chose : en lune descendante, en dehors du Taureau. Si l'intervention doit avoir lieu en lune montante, que ce ne soit surtout pas un jour placé sous le signe du Taureau ! Dans ce domaine aussi, la pleine et la nouvelle Lunes ne sont pas de bonnes périodes pour se faire opérer.

Attention danger !

Si chaque organe est particulièrement réceptif aux soins et aux traitements les jours où la Lune se trouve dans le signe du zodiaque auquel il est associé, il l'est aussi aux influences qui peuvent entraîner un trouble voire une maladie. En règle générale, lorsque l'on est en bonne santé, aucune mesure de précaution particulière ne doit être prise en fonction du jour ; mais lorsque l'on connaît son « point faible », il convient de tenir compte des phases lunaires.

➔Le risque d'allergie est particulièrement élevé en période de pleine lune, et s'accroît en lune montante.

➔Le risque de problèmes ophtalmologiques est particulièrement élevé en Bélier à l'approche de la pleine lune.

➔Les problèmes de vessie et de rein sont particulièrement fréquents en lune montante en Balance.

➔Les problèmes gynécologiques sont relativement fréquents en Scorpion, indépendamment de la phase lunaire.

➔Les maux de gorge et l'enrouement sont particulièrement fréquents en lune montante en Taureau.

➔Les problèmes cardio-vasculaires surviennent beaucoup plus fréquemment en période de pleine lune en Lion.

➔Les personnes souffrant facilement d'un lumbago doivent être particulièrement vigilantes en Sagittaire en lune montante.

➔Les maux de tête et les migraines sont plus fréquents en Bélier.

➔Les problèmes de foie et de vésicule sont à craindre essentiellement en Cancer, surtout en lune montante.

➔Le risque de brûlures d'estomac est également plus élevé en Cancer.

➔Les problèmes musculaires surviennent de préférence en Gémeaux et en Sagittaire.

➔Les otites sont plus fréquentes en Taureau.

➔Les douleurs rhumatismales sont particulièrement à craindre en Gémeaux en lune montante.

➔Les troubles du sommeil sont particulièrement fréquents aux alentours de la pleine lune et pendant celle-ci, en particulier en Lion.

➔Les problèmes veineux surviennent plus fréquemment lorsque la Lune se trouve dans le Verseau ou le Sagittaire.

➔Les problèmes digestifs se manifestent beaucoup plus souvent en Vierge en lune montante.

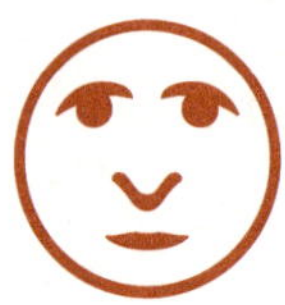

Les plantes qui guérissent

De nombreux phytothérapeutes et naturopathes utilisent eux aussi les effets bénéfiques de la Lune pour rendre encore plus puissants les pouvoirs thérapeutiques des plantes médicinales. Grâce aux connaissances et à l'expérience accumulées depuis plusieurs siècles, on sait quels principes appliquer en ce qui concerne la cueillette et le traitement de ces plantes pour obtenir d'elles un effet optimal.

Cueillette ou récolte des racines

C'est lorsqu'elles sont cueillies à la pleine lune en Capricorne ou en Vierge (avant le lever ou après le coucher du soleil) que leur pouvoir thérapeutique est le plus grand. Si la cueillette n'est pas possible à ce moment-là, il faudra déterrer les racines en lune descendante ou à la nouvelle lune en Capricorne ou en Vierge. La lune montante est une période moins favorable (même la nuit), en particulier en Cancer.

Cueillette ou récolte des fleurs

Pour cueillir les fleurs des plantes médicinales, la période la plus propice est la lune montante, en fin d'après-midi un jour

---

Conseils importants :

D'une manière générale, récoltez et utilisez uniquement les plantes que vous connaissez vraiment et dont les effets thérapeutiques sont reconnus. En cas de doute, demandez conseil à un naturopathe ou un pharmacien Pour éviter que des substances étrangères et/ou toxiques ne modifient leurs effets, voire aboutissent à un effet contraire, il vaut mieux ne pas cueillir les plantes médicinales en bordure d'une route fréquentée ou dans une prairie ou un champ recevant des engrais.

« fleurs » (Gémeaux, Balance, Verseau). La pleine lune les jours « fleurs » est également favorable. Il est préférable d'éviter la cueillette en lune descendante, et encore plus les jours « feuilles » (Cancer, Scorpion, Poissons) de cette phase lunaire.

Cueillette ou récolte des feuilles

Pour cueillir les feuilles des plantes médicinales, le meilleur moment est la lune montante en Scorpion. Le Cancer ou les Poissons sont également propices, là aussi en lune montante. La lune descendante est une période moins favorable, surtout un jour racines (Taureau, Vierge, Capricorne). Une exception de taille parmi les plantes médicinales à feuilles : le meilleur moment pour ramasser l'ortie (dépuratif sanguin) est la lune descendante, surtout en Scorpion, mais aussi dans les autres signes d'Eau.

Cueillette ou récolte des fruits et des graines

Deux possibilités s'offrent à vous, en fonction de l'utilisation que vous voulez en faire : les cueillir en lune descendante les jours « fruits » (Bélier, Lion, Sagittaire) si vous souhaitez les conserver ; en lune montante les jours « fruits » (Bélier, Lion, Sagittaire) si vous voulez utiliser les graines et les fruits tout de suite.
La récolte et la cueillette sont moins favorables à la pleine lune, surtout en Capricorne, en Cancer et en Poissons.

Séchage et ensachage des plantes

L'idéal est de faire sécher les plantes ou les parties de plantes récoltées à l'air libre, mais pas en plein soleil. La période la plus favorable à cette opération est la lune descendante, la moins favorable étant la lune montante. Les plantes séchées ne doivent pas

Les plantes médicinales sont particulièrement efficaces lorsqu'on les utilise les jours où la Lune se trouve dans les signes du zodiaque correspondant à l'organe que l'on cherche à traiter.

être exposées aux rayons de la pleine lune. Pour conserver vos plantes, mettez les dans des sacs en papier ou, mieux encore, dans des pots en verre sombre. Les récipients en métal ou en plastique sont moins adaptés. L'ensachage doit aussi se faire en lune montante ; les jours de pleine lune sont à éviter.

Fabrication et conditionnement des pommades

Si vous voulez fabriquer vous-même vos pommades et teintures, faites-le de préférence en lune montante (Sagittaire, Capricorne, Verseau, Poissons, Bélier, Taureau) ; les jours de pleine Lune sont également favorables, les signes du Cancer et de la Vierge étant éviter car ils limitent la durée de conservation des produits. Le conditionnement devra toujours se faire en lune descendante.

Préparation de sachets de plantes

En naturopathie, les petits sacs en lin remplis de différents mélanges de plantes ont beaucoup de succès. On peut les mettre dans le bain ou les glisser sous l'oreiller pour profiter de leurs effets curatifs ou apaisants durant la nuit. Les plantes doivent toujours être mises en sachet en lune descendante, de préférence les jours «fleurs» (Gémeaux, Balance, Verseau), mais pas juste au moment où la Lune commence à grossir à nouveau.

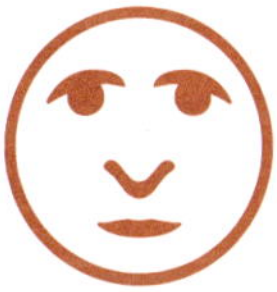

Soins de beauté et soins du corps

Le Dr Richard Mead, célèbre médecin anglais du XVIIIe siècle, avait fait part de certaines observations : « J'ai connu une jeune femme de la noblesse, dont la beauté dépendait des effets de la Lune ; en effet, elle était jolie et ses joues étaient rebondies pendant la pleine lune, mais dès que la Lune commençait à disparaître, elle semblait pâle et laide, à tel point qu'elle n'osait plus sortir jusqu'à ce que la nouvelle lune lui remplisse à nouveau le visage et lui redonne son charme. »

Si vous êtes soucieux de votre beauté et que vous voulez paraître encore plus soigné que vous ne l'êtes, vous pouvez donc apparemment trouver une bonne alliée : la Lune – et elle ne vous aidera pas seulement à soigner votre peau.

La peau

Même si les constatations du docteur peuvent sembler un peu exagérées, elles renferment une part de vérité, ce que confirment les dermatologues et les esthéticiennes. Les phases lunaires ont incontestablement une influence sur l'état de la peau.

En lune montante, celle-ci est bien irriguée, elle est humide et prête à absorber les éléments nutritifs. C'est une période propice aux masques reconstituants. L'expérience a démontré que le moment le plus favorable est celui de la pleine lune.

En lune descendante, la peau est en revanche plutôt sèche et moins bien irriguée. Elle est considérablement moins sensible à la douleur. Les traitements douloureux, tels que les soins désincrustants, sont par conséquent moins désagréables. C'est donc le bon moment pour nettoyer la peau en profondeur.

Nettoyage en profondeur de la peau

La lune descendante est de loin la période la plus favorable, à l'exception des jours où la Lune traverse le Capricorne. Le nettoyage sera moins efficace en lune montante, tout particulièrement les jours du Capricorne. Ces recommandations sont également valables si vous voulez retirer manuellement vos boutons et points noirs. Mais attention : ce genre d'opération est souvent plus nocif que bénéfique pour la peau. Le mieux est de confier ce soin à un dermatologue ou une esthéticienne. Quand vous prendrez rendez-vous, choisissez si possible la bonne phase lunaire.

Gommages

Lorsque l'on choisit cette méthode pour retirer les peaux mortes et rugueuses, la lune descendante est la période la plus favorable, en évitant toutefois les jours du Cancer et des Poissons. Si vous faites votre gommage en lune montante ou même en Cancer ou en Poissons, vous vous exposez à des rougeurs importantes, voire à des inflammations locales.

Soins de peau reconstituants et nourrissants

Il est préférable de procéder à ce type de soins en lune montante, plutôt en Capricorne, même si les autres jours sont également bénéfiques. L'effet est beaucoup moins satisfaisant si les soins nourrissants sont effectués en lune descendante. Vous sentirez la différence : en lune montante la crème pénètre beaucoup mieux et plus vite qu'en lune descendante.

Masques raffermissants pour le visage

Ce type de masque peut avoir des effets vraiment miraculeux en lune montante en Capricorne. Les autres jours de la lune montante sont également très favorables. Le résultat sera moins net en lune descendante. Durant cette période, les masques astringents sont bien plus indiqués.

Préparation des pommades cosmétiques à base de plantes

Pour ceux qui préfèrent les produits naturels et font eux-même leurs préparations cosmétiques, la période à privilégier est la lune montante, en Sagittaire, Capricorne, Verseau, Poissons, Bélier ou Taureau. Les jours de pleine lune sont également favorables. Mais lorsque la Lune se trouve en Cancer ou en Vierge, il est préférable d'y renoncer car vos préparations risquent de se conserver moins longtemps. Pour conditionner vos pommades, choisissez la lune descendante.

Les bienfaits des bains

Lorsqu'on ajoute à l'eau les bons produits, un bain chaud peut être merveilleusement relaxant et en même temps redonner une nouvelle énergie après une journée harassante. On peut encore renforcer l'effet recherché en se basant sur les effets que peut avoir la Lune. Vérifiez-le donc par vous-même !

Bains relaxants et apaisants

Ces bains ont des effets particulièrement marqués en lune descendante, surtout en signe d'Eau, c'est-à-dire lorsque la Lune se trouve dans le Cancer, le Scorpion ou les Poissons. Ces jours sont également favorables en lune montante. Ces bains sont moins efficaces en lune montante, en signe de Feu (Bélier, Lion, Sagittaire), et les jours de pleine lune.

Bains revigorants et énergisants

Ces bains apportent beaucoup d'énergie et de fraîcheur lorsqu'ils sont pris en lune montante, en

En lune montante, notre organisme absorbe particulièrement bien les substances curatives et nourrissantes. Ce phénomène s'observe aussi en matière de soins de la peau.

signe d'Air, c'est-à-dire quand la Lune traverse les Gémeaux, la Balance ou le Verseau. Ces jours sont également très favorables dans les autres phases lunaires. En revanche, l'effet énergisant se fera beaucoup moins sentir en signe de Terre en lune descendante.

Bains aphrodisiaques

Pour exciter les sens et plus précisément la sensualité grâce aux produits que l'on met dans le bain, mieux vaut choisir la pleine lune ou la lune descendante en signe de Feu (Bélier, Lion, Sagittaire). Les effets recherchés seront en revanche moins nets en signe d'Eau (Cancer, Scorpion, Poissons) en lune montante.

Bains curatifs

C'est en lune montante que les produits ayant un effet curatif seront les plus efficaces. Les jours de Terre (Taureau, Vierge, Capricorne) sont les plus favorables. La lune descendante est une période moins propice car le corps est beaucoup moins réceptif aux substances curatives.

Sauna

Pour profiter à fond des effets purifiants, relaxants et énergisants d'un sauna, mieux vaut programmer la séance en lune descendante, et de préférence lorsque le satellite de la Terre se trouve dans un signe de Feu (Bélier, Lion, Sagittaire). Au moment de la pleine lune, le sauna n'apporte pas grand-chose à certaines personnes, surtout si leur circulation est mauvaise. Conseil important : avant de faire un sauna pour la première fois, consultez un cardiologue. Cette recommandation vaut surtout pour les personnes d'un certain âge.

Bains de soleil

Leurs effets thérapeutique et cosmétique sont contestés. Les excès augmentent le risque de

---

Pourquoi ne pas vous offrir, à vous et votre partenaire, un bain aphrodisiaque – de quoi redonner un nouvel élan à votre sensualité.

cancer de la peau et entraîne un vieillissement prématuré de celle-ci. D'un autre côté, le soleil stimule les échanges hormonaux et un joli bronzage reste un attribut de séduction très recherché. Il s'agit donc de trouver la bonne mesure, en fonction du type de peau de chacun. De façon générale : pas plus d'une demi-heure par jour en plein soleil sans protection. Mais la Lune a également des effets sur le rayonnement solaire parvenant jusqu'à notre peau : ils sont moins forts en lune descendante, à l'exception des jours du Cancer, du Lion et du Capricorne. Le risque de coup de soleil est plus important en lune montante, surtout en Bélier, Lion, Sagittaire et Capricorne.

Des cheveux brillants comme de la soie et une coiffure parfaite

Les cheveux et la coiffure donnent souvent des indices sur le soin que l'on apporte à son apparence. Dans le domaine des soins que l'on peut apporter à cette parure naturelle aussi, la Lune peut apporter une aide précieuse. Voici quelques conseils que vous pourrez sans difficulté ajouter à votre programme habituel de soins !

Shampooings

Suivant l'état des cheveux et l'activité que l'on a dans la journée, les cheveux ont besoin d'être lavés plus ou moins souvent. Si vous n'avez pas de problème, évitez les shampooings quotidiens pour épargner vos cheveux et votre cuir chevelu. Les jours particulièrement favorables sont ceux où la Lune se trouve dans un signe d'Air, c'est-à-dire les Gémeaux, la Balance ou le Ver-

En ce qui concerne les bains de soleil, c'est plus votre type de peau que la Lune qui importe. Demandez conseil à votre dermatologue.

seau. Les signes de Feu (Bélier, Lion, Sagittaire) conviennent également. En revanche, si vous avez le choix, ne vous lavez pas les cheveux en Cancer ou en Poissons, car ils seraient moins brillants et plus plats.

Coupe

Pour trouver la date de rendez-vous idéale chez le coiffeur, plusieurs possibilités s'offrent à vous si vous voulez que la Lune vous soit favorable :

Si vous voulez que vos cheveux repoussent lentement mais en s'épaississant, prévoyez d'aller chez le coiffeur en lune descendante. L'expérience a démontré que l'idéal était une date en Lion. Les jours où la Lune se trouve dans le Cancer ou les Poissons – en lune montante comme en lune descendante – sont moins favorables. Évitez par principe la lune montante en Cancer ou en Poissons – jours où les cheveux n'ont pas vraiment de tenue.

Si vous voulez que vos cheveux repoussent vite pour les avoir longs, faites-les couper en lune montante – surtout en Lion. Les dates en Cancer ou en Poissons – ainsi que nous l'avons déjà dit – ne sont pas aussi favorables ; elles ne le sont pas du tout en revanche si en plus la Lune décroît.

Teinture et coloration

Si vous cherchez à camoufler vos premiers cheveux gris et voulez adopter une couleur vive qui se remarque, nous vous conseillons de faire faire votre teinture ou votre coloration en lune montante, en Gémeaux ou de la Balance. La lune montante en Verseau est également favorable.

Lorsque c'est possible, il vaut mieux éviter les colorations en lune descendante car c'est le moment où le cheveu est le moins réceptif aux produits colorants ; vos cheveux risquent alors de laisser apparaître des mèches plus ou moins colorées.

Permanentes

Si vous souhaitez faire une permanente pour donner à vos cheveux un autre aspect et une autre tenue, choisissez plutôt le signe de la Vierge. Si une coupe est nécessaire auparavant et que vous voulez tenir compte des phases lunaires, référez-vous au paragraphe « Coupe ».

Épilation

Pour éliminer les poils indésirables, le signe qui convient le mieux est le Capricorne, en lune descendante. Si le signe du Bélier est loin, choisissez n'importe quel jour de cette phase lunaire, sauf le Lion et la Vierge. L'épilation est moins douloureuse pendant cette période et les poils repoussent beaucoup plus lentement que lorsqu'on les coupe ou les arrache en lune montante ou même à la pleine lune.

Rasage

Comme tous les poils, ceux de la barbe poussent un peu plus vite quand ils sont coupés en lune montante. Si vous n'entretenez votre barbe qu'occasionnellement, faites le plutôt en lune descendante.

Mains, pieds et ongles

Il ne faut pas non plus négliger les domaines « marginaux » des soins du corps que sont l'entretien des mains et des pieds. Quelques gouttes d'huile pour bébé permettent déjà de redonner de la douceur à une peau sèche et malmenée ; et vos pieds apprécieront un bon bain relaxant – et pourquoi pas un massage – après une journée fatigante. N'oublions pas l'entretien des ongles des mains et des pieds qui est non seulement une question de santé mais aussi une question d'esthétique.

Les ongles

Même pour se couper les ongles des mains ou des pieds, les limer

---

Prendre ses rendez-vous chez le coiffeur en fonction de la Lune est de plus en plus à la mode. Certains coiffeurs proposent d'ailleurs un calendrier des dates favorables et aménagent leurs horaires d'ouverture en fonction de celui-ci.

et les polir, certains jours conviennent mieux que d'autres. Choisissez pour cela les jours où la lune passe devant le signe du Capricorne, en lune descendante. D'une manière générale, évitez la lune montante ainsi que le signe des Gémeaux (pour les mains) et des Poissons (pour les pieds).

Par ailleurs, suivant un principe hérité de nos ancêtres et qui n'a rien à voir avec les phases lunaires, les ongles doivent être coupés le vendredi si l'on veut qu'ils soient plus résistants. Aucune explication à cela, mais cela ne coûte rien d'essayer !

Traitement des ongles incarnés

Si vous devez faire soigner un ongle incarné, choisissez pour cette opération désagréable la lune montante, si possible quand la lune passe devant le signe du Capricorne. L'expérience a démontré qu'un ongle incarné traité en lune descendante repoussait malheureusement aussi mal qu'avant.

Les choses sont différentes quand un ongle doit être arraché. Il est préférable de prévoir cette petite opération en lune descendante, mais en évitant le signe des Gémeaux (mains) ou des Poissons (pieds), car vous souffririez probablement davantage.

Prudence lorsque vous avez un ongle incarné : faites-le plutôt traiter par un pédicure expérimenté !

La Lune, une aide à la maison

À en croire les publicités, l'entretien d'une maison nécessite toutes sortes de produits chimiques et d'appareils destinés à produire une blancheur immaculée ou un brillant étincelant, tout cela étant absolument indispensable au bien-être de la famille. Or, on peut très bien se passer de ces produits miracles toujours nouveaux mais nocifs pour notre environnement. En tenant compte ici et là de l'influence de la Lune, vous vous débarrasserez plus facilement et mieux des tâches ménagères.

Ménage et lavage

L'un des principes fondamentaux – valable d'ailleurs pour presque toutes les tâches ménagères – veut que le nettoyage soit plus facile et plus efficace en lune descendante, car ces tâches reviennent en définitive à retirer la saleté des objets. En effectuant ces travaux au bon moment, on utilise moins de produits d'entretien et on se dépense moins qu'en choisissant une date moins favorable.

Le grand ménage

Il est préférable de choisir une date en lune descendante en signe d'Air (Gémeaux, Balance, Verseau) – le signe le plus favorable étant toutefois le Verseau. Si vous devez vous attaquer à quelque chose de particulièrement sale, choisissez une date en signe d'Eau (Cancer, Scor-

---

En lune montante, séchez bien les planchers après les avoir lavés à l'eau pour qu'ils n'absorbent pas trop d'humidité. En lune montante et en signe d'Eau, il est préférable de se contenter de les balayer.

pion, Poissons), également en lune descendante. La période la moins favorable au « ménage de printemps » est la lune montante, en particulier en signe de Terre (Taureau, Vierge, Capricorne).

Lavage des planchers et des parquets

Si l'on veut obtenir une action en profondeur, mieux vaut laver les planchers et les parquets en lune descendante, en signe d'Air ou de Feu (Gémeaux, Balance, Verseau, Bélier, Lion, Sagittaire). Les jours où la Lune est devant un signe d'Eau (Cancer, Scorpion, Poissons) sont moins favorables, même en lune descendante, car le bois reste humide plus longtemps.

Lessives

Si vous en avez la possibilité, faites vos lessives (au moins les « grosses ») en lune descendante, de préférence en signe d'Eau (Cancer, Scorpion, Poissons). Le lavage est nettement plus efficace et la quantité de lessive nécessaire moindre. La lune montante est nettement moins favorable, et même en signe d'Eau vous en tirerez peu d'avantages. Évitez la pleine lune pour faire vos lessives.

Nettoyage à sec

En lune descendante, excepté quand la lune passe devant le signe du Capricorne, le nettoyage à sec, même celui des textiles fragiles et du cuir, sera plus efficace et sans risque. Il est préférable de ne pas porter ses vêtements chez le teinturier en lune montante. Évitez systématiquement le signe du Capricorne car vos vêtements risquent d'avoir un aspect lustré.

Taches

Même pour traiter une tache, la lune descendante est une pé-

Si vous voulez blanchir votre linge de façon naturelle, étendez-le en signe d'Air (Gémeaux, Balance, Verseau) en lune montante (le plus près possible de la pleine lune).

riode nettement plus favorable – surtout en signe d'Eau (Cancer, Scorpion, Poissons) – que la lune montante.

Par ailleurs, c'est en lune descendante que la décoloration et le détachage à l'aide de produits chimiques seront les plus efficaces ; le résultat sera moins bon en lune montante, surtout quand la lune passe devant le signe du Lion.

Nettoyage des vitres

Si vous faites vos vitres en lune descendante en signe d'Air ou de Feu (Gémeaux, Balance, Verseau, Bélier, Lion, Sagittaire), vous ne laisserez aucune trace, même si vous n'utilisez que de l'eau claire (en vaporisant éventuellement un peu d'alcool à brûler). La lune montante est une période moins propice au nettoyage des vitres, surtout lorsque la lune est en signe d'Eau (Cancer, Scorpion, Poissons). Ce conseil est également valable pour les miroirs et les écrans.

Nettoyage des métaux (cuivre, laiton, argent)

Cette tâche a toutes les chances d'être couronnée de succès en lune descendante – surtout en signe d'Air (Gémeaux, Balance, Verseau). La lune montante est une période nettement moins favorable, surtout en signe d'Eau (Cancer, Scorpion, Poissons).

Se débarrasser des moisissures et de l'humidité

Si vous constatez que, malgré une bonne aération, de l'humidité, voire des moisissures, apparaissent à certains endroits, essayez d'élucider cette question et de régler le problème avec un spécialiste. Les signes d'Air (Gémeaux, Balance, Verseau) et

---

Il est préférable de nettoyer les montants de fenêtres en lune descendante en signe d'Eau (Cancer, Scorpion, Poissons). Essuyez bien le bois après cela ! Cette opération est déconseillée en lune montante – surtout en signe de Feu (Bélier, Lion, Sagittaire).

le signe du Bélier en lune descendante conviennent tout particulièrement pour éliminer les moisissures et l'humidité. Plus vous vous rapprochez de la nouvelle lune, mieux c'est. Il convient d'éviter à tout prix les signes d'Eau (Cancer, Scorpion et Poissons) – même en lune descendante. La lune montante n'est pas une période propice, surtout lorsque la lune passe devant les signes d'Eau.

Entretien des chaussures

Il est souvent difficile d'attendre la lune descendante pour nettoyer et cirer ses chaussures quand elles sont sales ou trempées. La lune descendante en signe d'Air (Gémeaux, Balance, Verseau) est pourtant une période très favorable pour le faire. Essayez au moins de tenir compte de la phase lunaire si vos chaussures sont toutes neuves ou vraiment très sales. Choisissez cette période pour nettoyer à fond vos chaussures avant de les ranger aux changements de saisons. L'entretien des chaussures est plutôt déconseillé en lune montante ; il l'est absolument en lune montante et en signe d'Eau (Cancer, Scorpion, Poissons).

Par ailleurs, on a constaté qu'il valait mieux ne pas acheter de chaussures quand la lune passe devant les signes du Capricorne et du Verseau ; elles ne s'assouplissent pas assez (Capricorne) ou s'élargissent trop (Verseau).

Aérer correctement

Une bonne santé et une bonne hygiène passent nécessairement

Le dépoussiérage est particulièrement efficace en lune descendante et en signe de Terre (Taureau, Vierge, Capricorne). Il le reste aussi pendant les autres signes de la lune descendante. La lune montante est une période moins favorable. Durant cette phase lunaire, il vaut mieux ne pas entreprendre cette tâche en signe d'Air (Gémeaux, Balance, Verseau) car vous ne feriez que soulever et déplacer la poussière.

par une bonne aération non seulement des pièces mais aussi des lits, matelas et vêtements. Malheureusement, même dans ce domaine, les gens s'y prennent la plupart du temps de travers. En aérant trop longtemps, on perd une chaleur précieuse, et en n'aérant pas assez longtemps, l'air n'a pas vraiment le temps de se renouveler. Une chose est certaine : rares sont ceux qui se fient à la lune pour aérer au bon moment.

Aération des pièces et des placards

En lune descendante et en signes d'Air et de Feu (Gémeaux, Balance, Verseau, Bélier, Lion, Sagittaire), il convient d'aérer plus longtemps. En général, ce sont des périodes où l'air est sec et relativement chaud. En lune descendante et en signe d'Eau (Cancer, Scorpion, Poissons), ainsi qu'en lune montante et en signe de Terre (Taureau, Vierge, Capricorne), il est conseillé d'aérer moins souvent et moins longtemps car ce sont des jours où l'air extérieur est plutôt frais et humide. En lune montante et en signe d'Eau (Cancer, Scorpion, Poissons), aérez très brièvement car l'air extérieur est souvent très humide.

Mise en conserve et stockage des aliments

La mise en conserve et le stockage des aliments se feront de préférence en lune croissante. Cette activité subit certes l'influence de la phase lunaire, mais elle subit davantage encore l'influence des signes du zodiaque dans lesquels se trouve la Lune. Les dates de récolte sont étroitement liées à ces derniers.

Aérez de préférence les lits et les matelas en lune descendante et en signe d'Air (Gémeaux, Balance, Verseau) ainsi qu'en signe de Feu (Bélier, Lion, Sagittaire). La lune montante en Scorpion et en Poissons est moins favorable et elle est totalement défavorable en lune montante en Cancer, car la literie absorbe alors l'humidité.

Les signes de la Vierge et du Cancer ne sont pas propices à la récolte, au stockage et à la mise en conserve. Quel que soit le produit que vous voulez mettre en conserve, essayez d'éviter ces signes car les fruits et les légumes moisissent ensuite facilement. Le signe des Poissons n'est pas non plus favorable, même en lune croissante. Les fruits et légumes mis en conserve ces jours-là ont tendance à pourrir.

Stockage des provisions - généralités

L'expérience a démontré que le stockage en lune descendante et en signe de Feu (Bélier, Lion, Sagittaire) était très efficace ; il est efficace en lune descendante quand la Lune passe devant les signes du Taureau, des Gémeaux, de la Balance, du Capricorne et du Verseau.

Il est moins efficace en lune montante, et même inefficace en lune montante lorsque la lune passe devant les signes du Cancer, du Scorpion, des Poissons et de la Vierge.

Mise en conserve des fruits

Les fruits doivent être mis en conserve un jour fruits (Bélier, Lion, Sagittaire) en lune montante. Ainsi, ils resteront juteux et garderont leur arôme. Ils se conserveront longtemps même sans conservateur.

Les jours « racines » et fleurs (Taureau, Vierge, Capricorne, Gémeaux, Balance, Verseau) en lune descendante ne conviennent pas aussi bien. On sait par expérience que les jours «feuilles» (Cancer, Scorpion, Poissons) en lune descendante ne conviennent pas du tout. Les conserves sont alors plutôt fades et leur durée de conservation très limitée.

La choucroute est un produit sain que l'on prépare en râpant et en faisant mariner du chou blanc ; le meilleur moment pour la préparer est la lune descendante, en Capricorne. On peut aussi la préparer en lune croissante (Sagittaire, Capricorne, Verseau, Poissons, Bélier, Taureau).

Mise en conserve des légumes racines

Nous vous conseillons vivement la lune descendante quand la Lune passe en Taureau et en Capricorne. Ces signes sont également favorables en lune montante. Évitez le signe de la Vierge. Par expérience, nous vous déconseillons la mise en conserve des légumes racines en lune montante en Cancer, Poissons ou Vierge.

Congélation des fruits et légumes

Les jours «fruits» (Bélier, Lion, Sagittaire) sont très favorables ; la congélation sera moins réussie en Scorpion ou en Poissons. En Cancer et en Vierge, il est déconseillé de congeler des fruits et légumes.

Autres activités ménagères

De nombreuses autres activités ménagères se font plus facilement et avec plus d'efficacité si l'on est en phase avec la Lune, à condition de connaître le bon moment.

Pain et pâtisseries

Le pain que l'on fait soi-même est délicieux et bon pour la santé. Par conséquent, de plus en plus de gens s'y mettent ; il faut toutefois savoir que les jours les plus favorables sont en signe d'Air (Gémeaux, Balance, Verseau) et de Feu (Bélier, Lion, Sagittaire). Par ailleurs, la pâte gonfle moins en lune descendante, ce qui permet au pain de rester frais plus longtemps.

Pour les gâteaux et les petits fours sucrés, préférez les signes d'Air et de Feu en lune montante – vos pâtisseries seront bien moelleuses.

Les périodes où la lune est en signe d'Eau (Cancer, Scorpion, Poissons) ne sont pas propices à la pâtisserie car la pâte a tendance à s'affaisser et à ressembler à de la bouillie.

Repassage

Le linge est bien plus impeccable quand il est repassé en lune descendante plutôt qu'en lune montante. On dit aussi que le linge lavé quand la lune passe devant le signe du Capricorne est beaucoup moins froissé et se repasse par conséquent plus facilement.

On peut par ailleurs éviter de lustrer les vêtements en les repassant si l'on renonce à cette tâche les jours où la lune traverse le Capricorne.

Fabrication du beurre

Le beurre préparé en signe de Feu (Bélier, Lion, Sagittaire) a une consistance tendre et un goût puissant. Les signes d'Air (Gémeaux, Balance, Verseau) conviennent également pour ce genre de travail. Les signes de Terre (Taureau, Vierge, Capricorne) sont moins favorables. Le beurre préparé en lune montante et en signe d'Eau (Cancer, Scorpion, Poissons) est fade.

Friture

Soyez prudent quand la Lune passe devant les signes de Feu (Bélier, Lion, Sagittaire), car la graisse chauffe davantage à ce moment-là ! Si vous ne faites pas attention, votre friture risque plus que d'habitude de prendre feu.

Allumage de la cheminée en automne

Quand la cheminée n'a pas marché pendant les mois d'été et que les conduits sont froids, il arrive que l'on soit envahi un mo-

---

Pour que les vêtements d'été passent bien l'hiver et que la garde-robe d'hiver ne soit pas abîmée par l'humidité pendant les fortes chaleurs, rangez-les toujours en lune descendante, de préférence en signe d'Air (Gémeaux, Balance, Verseau). La lune montante est un moment moins favorable ; les signes d'Eau (Cancer, Scorpion, Poissons) en lune montante sont à éviter.

ment par la fumée quand on la rallume pour la première fois à l'automne. Pour éviter cela, il suffit de la rallumer en lune descendante et en signe de Feu (Bélier, Lion, Sagittaire). En revanche, évitez de choisir une date en lune montante et en signe de Terre (Taureau, Vierge, Capricorne).

Entretien des plantes d'intérieur et des jardinières

Si vous voulez tenir compte de la lune, les principes sont les mêmes pour les plantes d'intérieur et les jardinières que pour le jardin (voir « Réussir son jardin grâce à la Lune » pages 91 et suivantes)

Plantation et rempotage

La période idéale est la lune montante quand la Lune passe devant le signe de la Vierge. En lune descendante et en signe de Feu (Bélier, Lion, Sagittaire), la plantation et le rempotage sont moins conseillés ; ils sont à déconseiller à la nouvelle lune.

Arrosage

La plupart des gens font du zèle et « noient » leurs plantes en les arrosant trop. C'est pourquoi il est préférable d'arroser – quand c'est possible – uniquement en signe d'Eau (Cancer, Scorpion, Poissons). Par ailleurs, la lune descendante favorise une bonne absorption de l'eau par les racines. Évitez d'arroser en signe d'Air (Gémeaux, Balance, Verseau), car cela favorise la prolifération des nuisibles sur les plantes.

Construire et bricoler avec la Lune

En matière de construction, deux objectifs contradictoires coexistent : la maison est faite pour durer des siècles, mais on voudrait en même temps que tout soit terminé le plus vite possible. Chaque fois qu'on le peut, il est préférable d'essayer de trouver un compromis qui permette à la fois de se libérer de la pression énorme des délais et de tenir compte des effets de la Lune, qui sont justement très importants dans le domaine de la construction.

Les principes de base

L'association de matériaux de nature différente – matériaux de construction, éléments encastrés, peintures, etc. – doit toujours s'effectuer en lune descendante.

Cette règle, qui concerne presque toutes les activités d'un chantier de construction mais aussi de nombreux travaux de bricolage, s'applique essentiellement à l'utilisation de matériaux naturels et écologiques, que de plus en plus de gens préfèrent. Si on la respecte bien, comme c'était le cas autrefois à la campagne par exemple, on peut être certain que la construction ainsi érigée sera stable, saine et solide dans le temps.

Construction d'une maison

La plupart du temps, la construction commence par le creusement du terrain, à l'emplacement où se trouveront plus tard les fondations et le sous-sol. Dans la mesure du possible, il

---

Dans certaines régions, la coutume voulait autrefois que l'on commence les constructions quand la lune traversait les signes du Taureau, du Capricorne ou du Verseau. On ne connaît à cela aucune explication.

faut essayer de travailler au sec pour faciliter les travaux ultérieurs de drainage et protéger le bâtiment de l'humidité dès le départ. Pour être sûr d'y parvenir, mieux vaut suivre si possible les conseils donnés ci-dessous.

Creusement des fondations

Cette première phase doit avoir lieu en lune descendante, mais pas en signe d'Eau (Cancer, Scorpion, Poissons). Ainsi, la terre reste sèche ; s'il a beaucoup plu avant, elle séchera beaucoup plus vite. La lune montante est une période moins favorable ; les signes d'Eau (Cancer, Scorpion, Poissons) en lune montante doivent être à tout prix évités. Les eaux souterraines remontent alors facilement dans le trou creusé et risquent de s'introduire par la suite dans les fondations.

Drainage

Les tuyaux de drainage doivent être impérativement posés en lune descendante et en signe d'Eau (Cancer, Scorpion, Poissons). Même si ce sont des jours moins favorables, on peut aussi les installer en lune montante mais pas en signe d'Eau. Les travaux de drainage effectués en lune montante sont souvent moins efficaces. L'eau s'infiltre rapidement dans la terre et évite le tuyau dans lequel elle était censée passer ; celui-ci risque alors de s'ensabler très vite.

Couler le béton et le ciment

Là aussi, il est important d'effectuer ces opérations en lune descendante ; l'idéal est en outre de choisir la période où la Lune est en signe de Terre (Taureau, Vierge, Capricorne). Les matériaux sèchent de façon régulière et adhèrent mieux au support. Le risque

---

Dans certains cas, il peut être judicieux de creuser les fondations en lune montante et en signe d'Eau (Cancer, Scorpion, Poissons). On se rendra alors vite compte de la situation au niveau des remontées d'eau et on pourra alors prévoir des travaux de drainage en conséquence.

de fissuration sera donc moindre. Le signe du Lion, même en lune descendante, est moins favorable. Quand la lune passe devant ce signe, le béton sèche trop vite et des fissures importantes peuvent ensuite se former. Il vaut mieux éviter de travailler le béton et le ciment en lune descendante. La pleine lune – surtout quand la lune passe devant le signe du Lion – est une période à proscrire, car l'adhérence au support sera moins bonne.

Réalisation ou reprise d'un enduit au mortier

Pour enduire les façades ou les murs, vous aurez là aussi plus de succès en lune descendante, à l'exception des jours où la Lune traverse le Cancer. Le mortier adhérera bien et de façon durable, y compris sur un ancien enduit. La lune montante est une période moins favorable, tout comme la lune descendante en Cancer ou la pleine lune. Évitez si possible de faire vos enduits lorsque la lune est en Cancer ou en Lion, en lune montante ou – *a fortiori* - à la pleine lune. Les enduits appliqués ou repris à ces dates adhèrent mal et sèchent trop lentement (Cancer) ou se fissurent (Lion).

Badigeonnage des façades

Là aussi, la lune descendante est le meilleur moment, de préférence en signe d'Air ou de Feu (Gémeaux, Balance, Verseau, Bélier, Lion, Sagittaire). Le badigeon adhère bien au support et sèche en outre très vite.
Vous obtiendrez de moins bons résultats en lune descendante, ainsi qu'en lune montante en signe d'eau (Cancer, Scorpion, Poissons). Si possible, évitez carrément les signes d'eau en lune descendante. La peinture n'adhère pas très bien et a du mal à sécher.

Fabrication et pose de la charpente

C'est en lune descendante, en Capricorne, que ce travail sera le plus efficace. C'est là que le bois travaille le moins ; la charpente ne « bouge » pas. La lune descendante est en général une période favorable, mais en dehors des signes du Lion, du Sagittaire ou du Cancer.

Toiture

La toiture doit également être posée de préférence en lune descendante, en évitant non seulement les signes d'Eau mais aussi les signes de Feu car sinon la couverture se dessèche trop et risque ensuite de se fendre. L'expérience a démontré que les signes du Capricorne (pour les tuiles) ou des Gémeaux, de la Balance ou du Verseau (pour les bardeaux) étaient très favorables. Les travaux de couverture sont par principe déconseillés en lune montante ; ils le sont encore plus durant cette phase en signe d'Eau (Cancer, Scorpion, Poissons) ou de Feu (Bélier, Lion, Sagittaire).

Autres travaux d'intérieur et d'extérieur

Bon nombre de travaux d'intérieur ou d'extérieur sont plus faciles à réaliser, et avec une plus grande efficacité, lorsque l'on sait utiliser le calendrier lunaire – à condition bien sûr de posséder les connaissances techniques et les compétences nécessaires.

Pose des parquets et des lambris

Pour que la pose s'effectue correctement et que le résultat soit durable, il est important de se trouver dans une bonne phase, à savoir en lune descendante. Le meilleur signe est alors celui du Capricorne, ceux du Lion, du Sagittaire et du Cancer étant moins favorables. En lune montante, en Lion, Sagittaire ou Cancer, ainsi qu'à la pleine lune, le

---

Lorsque l'on doit reprendre une toiture en tuiles, il vaut mieux le faire en lune descendante, mais en évitant le signe du Cancer. Si vous devez nettoyer un toit en tuiles, choisissez une date en lune descendante en Capricorne. Dans la mesure du possible, évitez systématiquement le signe du Cancer !

bois travaille beaucoup plus, le parquet craque et s'affaisse rapidement. Cette règle s'applique aussi à la fabrication et à la pose des escaliers, qu'ils soient en bois ou en pierre.

Vitrage et pose des fenêtres

On voit souvent des fenêtres pleines de buée et plus très transparentes. La cause n'est pas forcément une mauvaise aération. Ce problème est souvent dû au fait que les fenêtres ont été vitrées et installées au mauvais moment. Pour les fenêtres en bois, ces opérations doivent se faire si possible en Gémeaux ou en Verseau. D'une manière générale, la lune descendante est une bonne période, en évitant toutefois les signes d'Eau (Cancer, Scorpion, Poissons).

Pose des revêtements de sol

Si vous voulez que les revêtements adhèrent bien au sol (sans plisser ni faire de bosses quand le taux d'humidité change) et que la colle tienne mieux, choisissez une date en lune descendante.

Travaux de peinture

Il est conseillé de réaliser ces travaux en lune descendante et en signe d'Air (Gémeaux, Balance, Verseau) et de Feu (surtout pas en Bélier). Vous êtes alors certain d'étaler facilement les produits, d'en utiliser moins, de faire de jolis raccords, et d'obtenir un temps de séchage plus court et des résultats durables. Évitez le signe du Lion car la peinture a tendance à sécher trop vite et elle risque ensuite de se craqueler. Peinture et laque peuvent également être réalisées en lune descendante et en signe de Terre (Taureau, Vierge, Capricorne).

La lune montante, mais aussi la lune descendante en Cancer et en Lion, sont moins favorables ;

Pour poser un revêtement de sol, évitez la lune montante et surtout la pleine lune. Si vous le posez pendant ces phases, il risque de se déformer et de plisser plus facilement. La colle ne tiendra pas bien.

la lune montante, en Cancer et en Lion, est une période très défavorable. Ces jours-là, les fonds absorbent moins bien la peinture, des irrégularités apparaissent, et certaines peintures entraînent également davantage de risques pour la santé du fait de l'évaporation des solvants.

Petites réparations

Certaines personnes programment même les petites réparations – qu'il s'agisse de la maison ou des appareils – en fonction de la lune. Elles privilégient alors les signes de la Vierge et du Verseau en lune descendante, pendant lesquels les résultats obtenus ont toutes les chances d'être meilleurs.

Par ailleurs : si vous devez faire réparer votre voiture, privilégiez les signes du Taureau, du Lion, du Scorpion et du Verseau, en lune descendante.

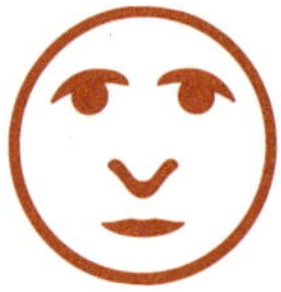

Réussir son jardin grâce à la Lune

On sait depuis longtemps déjà que les processus vitaux des végétaux – germination, enracinement, croissance, floraison, fructification et maturation – sont soumis à une alternance de montée et de descente de la sève, dont le rythme est soit déterminé par la position sans cesse variable de la Lune soit mesuré grâce à celle-ci. On a constaté essentiellement les phénomènes suivants :

➔La terre a un pouvoir d'absorption qui varie en fonction des phases lunaires.

➔Le transport des liquides internes et des éléments nutritifs ne se fait pas toujours dans le même sens.

➔Les phases de lune montante et descendante influent elles aussi sur les processus naturels.

➔Chaque groupe de signes (constellation) stimule une partie différente des plantes.

➔Ces constellations déterminent pour une large part l'influence des conditions atmosphériques sur les végétaux.

Expérience et sensibilité

Les connaissances générales que l'on a sur les effets de la Lune permettent certes de formuler certains conseils pour le jardinage et le travail des végétaux. Mais la théorie compte moins que l'expérience séculaire des jardiniers et des agriculteurs qui continuent aujourd'hui à s'inspirer de la Lune pour semer, cultiver et récolter, comme le leur ont appris leurs parents et leurs grands-parents.

Mais le fait de se référer aux connaissances et à l'expérience des générations passées ne suffit pas à lui seul à assurer la réussite. On voit souvent des jardiniers cultiver leur lopin de terre dans des conditions naturelles quasiment identiques et obtenir pourtant des résultats très différents. Est-ce dû au fait qu'ils n'ont pas les mêmes connaissances, ou bien qu'ils sont plus ou moins doués ou compétents ? Ce sont sans doute des explications valables, mais là n'est pas l'essentiel. L'expérience a souvent démontré que le succès tient pour une large part à la sensibilité que l'on a – ou n'a pas – en tant qu'être humain vis-à-vis des plantes. Certains possèdent naturellement cette sensibilité, véritable don du Ciel. Mais ceux qui n'ont pas cette chance peuvent très bien l'acquérir.

La connaissance du cycle lunaire peut y aider – pas en tant que recette universelle mais plutôt comme moyen de vous accompagner sur un chemin que vous devez tracer vous-même.

Notre responsabilité vis-à-vis de l'environnement

Faire son jardin en y mettant la bonne dose de connaissances et de sensibilité, c'est aussi assumer une responsabilité. Car dès que l'on touche aux végétaux, on endosse une lourde responsabilité vis-à-vis de l'environnement. Abîmer le sol et polluer les nappes souterraines ou l'eau parce que l'on a mal dosé un engrais ou lutté de façon excessive contre les mauvaises herbes et les nuisibles, c'est détruire l'environnement. Dans ce domaine, on est allé trop loin. Chacun peut contribuer à faire cesser cela – même le jardinier amateur qui ne cultive que quelques mètres carrés de terre. Là aussi, la Lune peut aider. Car celui qui cultive son jardin ou son champ en harmonie avec les rythmes de la nature constatera très vite qu'il peut se passer des produits chimiques et obtenir malgré tout une récolte correcte et surtout saine. Mais ce qui compte davantage encore, c'est le fait d'avoir la conscience tranquille vis-à-vis de notre environnement naturel, qui sera aussi l'espace vital de nos enfants et de nos petits-enfants.

Lune et jardinage

Les observations faites par les uns et les autres ont permis d'établir un calendrier des dates idéales pour les principaux travaux de jardinage. Vous constaterez certainement que tous les conseils donnés ici ne suivent pas de façon stricte les rythmes lunaires. Il y a parfois de bonnes raisons à cela, et nous les donnons ; mais la plupart de ces « cas particuliers » ne s'expliquent pas, l'expérience seule permettant d'établir une règle. Faites des essais, mettez nos conseils à l'épreuve en restant critique et faites-vous votre propre opinion. Appliquez les règles qui vous semblent bonnes et laissez tout simplement tomber le reste.

Préparation du sol au printemps

Avant de recevoir des semis et des plantations, la terre doit être ameublie. Commencez par la retourner au tout début du printemps en lune montante quand la lune est dans le signe du Lion, de manière à favoriser la germination des mauvaises herbes. Recommencez alors l'opération en lune descendante, de préférence en Capricorne. Cela permet de se débarrasser de la plupart des mauvaises herbes. Si vous voulez retourner la terre une troisième fois, faites-le à nouveau en lune descendante.

Paillage

Pailler signifie recouvrir le sol d'un matériau organique de manière à ce que la terre reçoive certains éléments nutritifs d'une part et soit protégée contre le dessèchement d'autre part. Cela permet également de prévenir l'ap-

Jardiner en harmonie avec la Lune permet non seulement d'obtenir de meilleurs récoltes et une floraison plus abondante, mais aussi de protéger l'environnement en travaillant de façon écologique.

parition de mauvaises herbes.
Le paillis doit toujours être installé en lune descendante, mais de préférence en lune décroissante de manière à ce que les éléments nutritifs pénètrent mieux dans le sol.

Semis et plantations

Suivant la situation géographique et les conditions météorologiques, on peut commencer à semer en pleine terre du milieu à la fin du mois de mars. Si vous semez sous châssis ou sous une feuille de plastique, vous pouvez le faire dès le mois de février. En règle générale, respectez les consignes suivantes :
Les plantes qui ont essentiellement une croissance souterraine doivent toujours être semées ou plantées en lune descendante ou décroissante. Pour les légumes racines, choisissez une date en signe de Terre (signe de la Vierge surtout). Une exception toutefois : les pommes de terre se plantent certes en lune descendante, mais de préférence juste après la pleine lune.
La meilleure période pour planter les légumes feuilles est la lune montante, en signe d'Eau. Là aussi, il y a des exceptions : le chou, les asperges et la laitue se sèment ou se plantent également en signe d'Eau, mais en lune descendante. Si vous semez par exemple la laitue en lune montante, elle aura tendance à pousser trop vite, sans former de pomme.
Les plantes fruits qui ont une croissance essentiellement aérienne se plantent ou se sèment en lune montante ou croissante, en signe de Feu (signes du Bélier et Sagittaire surtout).
Pour semer les fleurs, choisissez une date en signe d'Air (Gémeaux et Verseau surtout) et si possible en lune montante.

Si vous n'avez pas la possibilité de semer pendant la phase lunaire la plus favorable, vous pouvez toujours semer en lune montante et croissante (du Sagittaire au Taureau), ou bien en lune descendante et décroissante (des Gémeaux au Scorpion).

En ce qui concerne les dates de semis, il convient de tenir compte non seulement de la phase lunaire, mais bien évidemment aussi des conditions météorologiques.
Le tableau ci-dessous vous donne un aperçu des périodes idéales pour semer ou planter les principales plantes cultivées.

Semis et plantations : les meilleures périodes			
Plantes	**Type de plante**	**Phase lunaire**	**Élément**
Ail	racine	lune descendante	terre
Arbustes à fleurs	fleur	lune montante	air
Baies	fruit	lune montante	feu
Betterave rouge	racine	lune descendante	terre
Brocolis	fleur	lune montante	air
Carottes	racine	lune descendante	terre
Chou-fleur	feuille	lune montante	eau
Chou-rave	feuille	lune montante	eau
Concombre	fruit	lune montante	feu
Endives	feuille	lune montante	eau
Épinard	feuille	lune montante	eau
Fleurs à couper	fleur	lune montante	air
Fraises	fruit	lune montante	feu
Haricots	fruit	lune montante	feu
Herbes aromatiques	feuille	lune montante	eau
Laitue	feuille	lune descendante	eau
Navet	racine	lune descendante	terre
Oignon	racine	lune descendante	terre
Poireau	racine	lune descendante	terre
Poivron	fruit	lune montante	feu
Radis	racine	lune descendante	terre
Tomate	fruit	lune montante	feu

Arrosage

La plupart des gens arrosent beaucoup trop leur jardin. Les plantes deviennent moins résistantes, les éléments nutritifs sont évacués avec l'eau, les nuisibles et les maladies prolifèrent plus facilement et dans bien des cas les produits récoltés ont moins de saveur et pourrissent en peu de temps. Les gens commettent souvent cette erreur avec leurs plantes d'intérieur et leurs jardinières et s'étonnent après cela qu'elles ne s'épanouissent pas vraiment. Les conseils ci-dessous sont valables pour ces dernières aussi.

Si un arrosage est nécessaire, effectuez-le en signe d'Eau (Cancer, Scorpion, Poissons). Ces jours-là, l'eau est beaucoup mieux absorbée et s'évapore moins vite. Les plantes la stockent particulièrement bien et elles se contentent de cette humidité jusqu'à l'arrosage suivant. N'arrosez jamais vos plantes en signe d'Air (Gémeaux, Balance, Verseau) car vous avez alors de grandes chances de voir proliférer les nuisibles.

Engrais et compost

Ce que nous venons de dire à propos de l'arrosage est également valable pour les engrais : apporter beaucoup d'engrais ne sert pas à grand-chose. Bien au contraire : une fertilisation excessive – surtout en sels minéraux – est extrêmement nuisible ; la plante, qui s'enracine moins bien, perd en résistance et en stabilité car elle n'a plus besoin d'aller chercher les sels minéraux dans les couches profondes du sous-sol ; d'autre part, l'équilibre chimique et biologique de la terre se trouve perturbé. Enfin, c'est aussi l'environnement dans son ensemble qui se trouve menacé car les sels minéraux en excédent, qui ne sont pas absorbés par les plantes, se retrouvent dans les nappes phréatiques où

L'effet favorable de la lune descendante sera encore accru si vous fertilisez vos plantes l'après-midi.

elles empoisonnent les réserves en eau potable, ou bien ils se diluent avec les eaux de pluie dans les lacs et les rivières où ils contribuent à la prolifération effrénée d'algues et de plantes aquatiques, qui peut finir par provoquer la mort écologique des eaux. Par conséquent, si vous devez fertiliser vos plantes, suivez les conseils suivants :

Les meilleures périodes pour apporter des engrais minéraux sont la pleine lune et la lune descendante. C'est là que la terre et les racines ont la plus grande capacité d'absorption. Les légumes, les céréales et les fruits seront fertilisés de préférence en Bélier ou Sagittaire. Les fleurs et les plantes d'ornement seront, en revanche, fertilisées en signe d'Eau (Cancer, Scorpion, Poissons).

Il ne faut jamais apporter d'engrais quand la lune est en Lion, car la terre peut s'assécher et les plantes « griller » sur pied.

Quoi qu'il en soit, il est capital de respecter les périodes de pleine lune et de lune descendante. La règle s'applique également aux plantes d'intérieur et aux jardinières, que vous pouvez toutefois fertiliser en plus une à deux fois par an : en signe de Terre (Taureau, Vierge, Capricorne) pour faciliter l'enracinement et en signe d'Air (Gémeaux, Balance, Verseau) pour stimuler la floraison.

Compost : la recette infaillible du jardinier

Le meilleur moyen d'apporter des sels minéraux à vos plantes tout en respectant au mieux l'environnement est l'humus. Le compostage permet d'obtenir un humus riche à partir de déchets organiques végétaux et autres

---

Il est important de toujours recouvrir le compost d'une fine couche d'herbe coupée pour garder l'humidité. En période de sécheresse, arrosez de temps en temps votre tas de compost mais juste pour l'humidifier, pas pour le mouiller.

grâce à l'activité d'innombrables micro-organismes ; on peut ensuite l'utiliser comme engrais naturel et pour améliorer un sol. Un bon compost est idéal pour entretenir le sol. Il permet de le faire vivre, améliore sa texture et lui apporte tous les sels minéraux dont les plantes ont besoin sous une forme leur assurant vitalité et croissance harmonieuse.
La mise en tas du compost doit toujours s'effectuer en lune descendante et en signe de Terre (Taureau, Vierge, Capricorne) ou en signe d'Eau (Cancer, Scorpion, Poissons). Le foulage s'effectue de préférence en lune montante et en signe de Terre ou d'Eau, et le brassage en Capricorne.

Amélioration du sol par les engrais verts

Il existe des plantes dont la présence permet de fournir naturellement au sol des sels minéraux précieux. Ces plantes, appelées engrais vert, permettent en même temps d'ameublir le sol et l'empêchent de se dessécher. Ces plantes seront tondues juste avant la floraison ; la partie ainsi coupée est ensuite introduite dans le sol avec ses racines en binant la terre. En automne, on peut aussi laisser les plantes coupées au sol de manière à ce qu'elles forment un paillis.
Le semis et le binage peuvent s'effectuer au printemps ou en automne – de préférence en lune descendante et croissante.

Transplantation, rempotage, multiplication

Ces opérations importantes mais délicates que l'on réalise aussi bien sur les plantes d'ornement que sur les plantes utiles s'effectuent au printemps ou en automne, de préférence en lune montante, quand la Lune est en Vierge.
Pour transplanter des buissons et des arbustes assez anciens, choisissez de préférence la lune descendante, en particulier dans la Vierge. La multiplication par bouturage aura un meilleur succès en lune montante (printemps) et en lune décroissante,

surtout en Vierge. Si vous taillez une plante pour faire des boutures en automne, faites-le plutôt en lune descendante.

Greffage des arbres fruitiers

Si vous voulez greffer des arbres fruitiers, faites-le en lune montante. Choisissez de préférence un jour fruits (Bélier, Lion, Sagittaire) proche de la pleine lune.

Taille des plantes et des arbres

La taille des plantes et des arbres est aussi un domaine dans lequel il convient de faire preuve de prudence et de bon sens. Mais contrairement aux travaux évoqués ci-dessus, dans lesquels la sève doit rapidement remonter dans la plante ou dans une partie de celle-ci, on cherche ici à éviter le plus possible que la sève remonte et ressorte, afin que la plante ne souffre pas. C'est la raison pour laquelle on taille toujours en lune descendante. Pour tailler les arbres fruitiers – opération qui s'effectue à la fin de l'hiver quand il ne gèle plus – on choisira une date soit en lune descendante et en signe de Feu (Bélier, Lion, Sagittaire) soit en lune décroissante.

La lune montante en signe d'Eau est une période très défavorable. Et tailler à la pleine lune dans le Cancer est particulièrement déconseillé.

Pour qu'une plante ou un arbre malade ou abîmé retrouve santé et vigueur, taillez ses extrémités juste avant la nouvelle lune, ou mieux encore le jour même de la nouvelle lune. Dans certains cas, une taille radicale à cette date peut donner de bons résultats.

Pour éclaircir et raccourcir les haies et les buissons, l'expérience a démontré que le meilleur moment était la lune descendante, en Capricorne. Ainsi, les plantes

---

Vos plantes malades ou abîmées retrouveront santé et vigueur si vous taillez leurs extrémités juste avant la nouvelle lune ou le jour de celle-ci. Ce conseil est également valable pour les plantes d'intérieur.

ne repousseront que lentement. Il est préférable de tondre votre pelouse en signe d'Eau (Cancer, Scorpion, Poissons). Si vous choisissez une date en lune montante, elle repoussera très vite.

Entretien et désherbage

En ce qui concerne les mauvaises herbes, les amoureux du jardinage sont souvent sans pitié. Chaque brin fait l'objet d'une attaque en règle – au besoin à l'aide de produits chimiques très agressifs. Ce faisant, ils oublient que de nombreuses plantes honnies parce que considérées comme mauvaises herbes sont de précieuses plantes médicinales et que toutes ne disputent pas aux plantes utiles les éléments nutritifs et la lumière. Plantes utiles et « mauvaises » herbes vivent en symbiose, celle-ci ayant des effets très bénéfiques pour l'équilibre écologique dans le sol – sans parler de la quantité de poison que le sol et vraisemblablement les nappes phréatiques doivent « avaler » lorsque l'on utilise des produits chimiques pour lutter contre les mauvaises herbes.

Mais si vous avez de véritables mauvaises herbes à exterminer, faites-le de façon naturelle – désherbez et arrachez-les. La meilleure période est la lune descendante en Capricorne et la lune montante dans le Verseau. De cette manière, vous serez vraiment débarrassé, et pour longtemps, des mauvaises herbes.

Si vous voulez éliminer rapidement et durablement les mauvaises herbes d'un endroit nouvellement aménagé ou à l'abandon depuis longtemps, voici une astuce : désherbez une première fois en lune montante en Lion car c'est le moment où le pouvoir de germination des mauvaises herbes est le plus élevé. Ainsi, une bonne partie des mauvaises herbes est « attirée » vers le haut. Répétez l'opération, de préfé-

Lorsque l'on arrive à éliminer les mauvaises herbes avant leur floraison, on est assuré de garder son potager propre sans trop de peine.

rence en lune descendante en Capricorne. Cette fois, vous viendrez à bout de toutes les mauvaises herbes.

Remarque : dans certaines régions, le 18 juin est LA date propice au désherbage. Si vous désherbez ce jour-là avant midi, les mauvaises herbes ne reviendront pas. Essayez, vous verrez !

Binage (pour ameublir la terre)

D'une manière générale, on bine au pied d'une plante à un moment où la lune est dans la même position que celle qu'elle occupait au moment du semis ou de la plantation.

Pour améliorer la teneur en azote du sol, il est préférable de biner en lune descendante et en signe de Terre (Taureau, Vierge, Capricorne). Mais attention aux plantes racines – vous risquez de les blesser car elles sont alors très fragiles !

Lutte contre les nuisibles

Tout ce que nous avons dit à propos de la lutte contre les mauvaises herbes est valable en ce qui concerne la lutte contre de nombreux nuisibles, que l'on qualifie souvent de vermine : la plupart du temps, cette lutte se fait sans discernement et de façon trop agressive. Indépendamment du fait que certains de ces êtres apparemment nuisibles peuvent parfois se révéler tout à fait utiles, l'extermination massive d'une espèce contribue souvent à la prolifération d'autres espèces en raison de la disparition de leurs concurrents ou ennemis naturels. Il est en outre indispensable de prendre conscience que lorsque cette extermination s'accompagne de l'utilisation de pesticides, l'environnement subit un préjudice que l'on ne doit pas sous-estimer.

La prévention est le meilleur moyen de lutter. Si vous semez ou plantez, arrosez et fertilisez en respectant le calendrier lunaire, en veillant à assurer une rotation des cultures et en évitant de faire se succéder des plantes appartenant à la même famille, vous n'avez pas à redouter les nuisibles.

La manière la plus efficace et la plus simple de les combattre consiste à laisser votre jardin accueillir leurs ennemis naturels : installez des nichoirs pour les oiseaux, aménagez une petite mare pour les grenouilles et les crapauds, ou bien prévoyez un tas de brindilles pour qu'une famille de hérissons vienne y trouver refuge.

Si les nuisibles devaient malgré tout envahir en masse votre jardin – par exemple si les conditions météorologiques sont extrêmes ou que le voisin a commis une erreur – vous pouvez exceptionnellement recourir à l'arme chimique, mais avec parcimonie.

Le meilleur moment pour lutter contre les nuisibles est la lune descendante. Ceux qui s'attaquent aux parties aériennes des plantes devront être anéantis quand la Lune est dans le Cancer, les Gémeaux ou le Sagittaire. Pour ceux qui s'attaquent aux parties souterraines des plantes, agissez plutôt en signe de Terre (Taureau, Vierge, Capricorne).

Récolte et stockage

La lune croissante (Sagittaire, Capricorne, Verseau, Poissons, Bélier, Taureau) est une période favorable pour tout ce qui concerne la récolte et le stockage, le meilleur moment étant celui où la Lune est dans le Bélier. C'est là que vos produits seront le plus juteux et goûteux et qu'ils se conserveront le plus longtemps. La lune croissante, quand elle est dans les Poissons, doit être évitée car vos fruits auraient ensuite tendance à pourrir.

Les fruits et légumes récoltés en lune montante doivent être consommés le plus vite possible s'ils ne sont pas cueillis en lune croissante.

La récolte et le stockage sont absolument proscrits en Cancer ou en Vierge. Tout ce qui se

---

Avant de stocker votre récolte annuelle, nettoyez bien les étagères et les claies sur lesquelles vous la déposerez. Pour cela, choisissez plutôt une date en lune descendante et en signe d'Air (Gémeaux, Balance, Verseau).

conserve par séchage doit être récolté de préférence en lune descendante.

Astuces pour jardiniers

Outre les règles générales concernant le jardinage avec la Lune, que l'on peut également appliquer aux semis, à l'entretien et à la récolte des principales plantes cultivées, il existe toutes sortes de règles très particulières testées et appliquées avec succès par des spécialistes.

Les fleurs à couper

Il n'y a pas de jardin sans fleurs. Elles réjouissent l'âme et les yeux. Ces créatures délicates toutes de couleur et de lumière sont extrêmement sensibles aux influences cosmiques. Ce sont des filles du Soleil sur lesquelles l'influence de la Lune a une importance toute particulière.

➔La période favorable pour semer et planter est la lune montante, en signe d'Air (Gémeaux, Balance, Verseau). Pour que leurs fleurs et leur parfum se déploient généreusement, semez ou plantez-les toujours durant les trois jours qui précèdent la pleine lune ou le jour même de la pleine lune. Néanmoins, les heures durant lesquelles la lune change ne conviennent pas aussi bien.

➔Pour tout ce qui concerne l'entretien (fertilisation, paillage ou apport de préparations végétales nourrissantes ou protectrices) l'expérience a démontré que la lune descendante était une période particulièrement favorable. Le meilleur moment pour bouturer est la lune montante, en signe d'Air (Balance de préférence). Pour la coupe, quel que soit le type de fleurs, on choisira la lune descendante, en se rapprochant le plus possible de la nouvelle lune.

Tous les jardiniers devraient semer des capucines au pied de leurs arbres fruitiers. Elles attirent les pucerons comme par magie et protègent ainsi les arbres et les arbustes des nuisibles.

Le verger

Même s'il exige beaucoup de place et de soins, tout jardin devrait avoir son verger – ou au moins quelques arbres fruitiers. Ils permettent non seulement d'obtenir des fruits délicieux, mais dispensent également une ombre appréciée de tous. Les arbustes à petits fruits font en outre d'excellentes haies.

Plantation : la meilleure période est la fin de l'automne, de fin octobre à début novembre, quand les arbres ont déjà perdu leurs feuilles, et au début du printemps, avant que les bourgeons ne se forment – toujours en signe de Terre (Taureau, Vierge, Capricorne). Les pommiers et les poiriers se plantent juste après la nouvelle lune, et les abricotiers et les pruniers en novembre, en lune montante. Ces quatre espèces d'arbres peuvent aussi être plantées en lune montante, mais pas avant le mois de mars. Le cerisier peut aussi être planté à ce moment-là ; pour prospérer, il devra l'être à proximité de la pleine lune. L'abricotier et le quetschier doivent simplement être plantés en lune montante.

➔**Soins :** fertilisez vos arbres en lune descendante, en novembre et en mai. En lune descendante et en signe de Feu, enduisez leur tronc d'un mélange de bouse de vache, d'argile et de petit-lait après avoir retiré l'ancienne écorce.

➔**Lutte contre les nuisibles :** c'est en lune descendante qu'elle est la plus efficace. Les injections d'extrait de vermouth sont très efficaces contre les carpocapses; contre les hyponomeutidés, essayez l'extrait d'ortie. Pour venir à bout des tavelures et du mildiou, éliminez les branches atteintes. Utilisez en plus du purin d'ortie et des produits à base de soufre.

➔**Taille :** comme les liquides internes jaillissent en lune montante, les blessures se referment beaucoup plus mal à cette période. Par conséquent, taillez vos arbres uniquement les jours fruits (Bélier, Lion, Sagittaire) en lune descendante ou décroissante (Gémeaux, Cancer, Lion, Vierge, Balance, Scorpion) et recouvrez bien les plaies. La meilleure période se situe entre janvier et mars.

➔ **Récolte :** la meilleure période pour récolter est la lune décroissante (Sagittaire, Capricorne, Verseau, Poissons, Bélier, Taureau). Le moment précis dépend de l'utilisation que l'on fait ensuite des fruits. Dans la mesure où c'est à la pleine lune qu'ils sont le plus sucrés, on les cueille en principe ces jours-là quand on veut les consommer tout de suite. Les fruits qui sont destinés à être stockés seront cueillis si possible en lune descendante. Essayez d'éviter le signes des Poissons, et surtout ceux du Cancer et de la Vierge !

Les arbustes à petits fruits

➔ **Plantation :** la période idéale pour installer ces arbustes en pleine terre est la lune montante, un jour fruits (Bélier, Lion, Sagittaire). Évitez à tout prix les jours où la Lune est dans le Scorpion ! Soins : vous pouvez protéger les racines de vos arbustes à l'aide d'une couche de produits organiques que vous appliquerez en lune descendante. Dans la mesure où les racines s'enfoncent très profondément dans le sol, n'ameublissez pas celui-ci sur plus de cinq centimètres pour éviter de les abîmer. Il est important d'arroser régulièrement pour que les fruits soient bien juteux. Contre les nuisibles tels que les punaises des bois, vous pouvez vaporiser une infusion de vermouth ou de tanaisie. Éliminez les rameaux atteints de mildiou à la nouvelle lune. Pour la taille d'été, le meilleur moment est la nouvelle lune de juin. Fertilisez une première fois après la récolte puis en septembre ou octobre – idéalement en lune descendante.

➔ **Cueillette :** c'est aux alentours de la pleine lune que les baies sont les plus sucrées ; c'est donc à ce moment-là qu'il faut les cueillir – à condition que la Lune soit au début de sa phase de croissance (et se trouve ainsi dans le Sagittaire, le Capricorne, le Verseau, les Poissons, le Bélier ou le Taureau).

La pelouse

Qu'il s'agisse d'un gazon bien soigné dans un jardin de style anglais ou d'une prairie capable de résister aux jeux des enfants, l'homme a besoin d'un petit coin de pelouse pour apaiser son regard et son âme.

➔**Semis :** on trouve dans le commerce des mélanges spéciaux correspondant aux différentes utilisations d'une pelouse. On sème de fin avril à début juin, idéalement en lune montante, en Lion ou en Vierge. Une pelouse semée en Lion pousse certes lentement mais elle est aussi plus épaisse et n'a pas besoin d'être tondue aussi souvent. Mais vous pouvez tout aussi bien semer en lune montante, en Cancer, Balance, Scorpion ou Poissons.

➔**Entretien :** une pelouse épaisse a besoin d'une grande quantité d'azote, le plus facile étant de l'apporter sous forme d'engrais organique. Choisissez pour cela la lune descendante (juste après la pleine lune) en signe d'Eau (Cancer, Scorpion, Poissons).

➔**Tonte :** attendez environ quatre semaines après avoir semé avant de couper l'herbe une première fois, puis recommencez tous les quinze jours à la faux ou à la faucille. Une fois que le gazon est bien enraciné, on peut utiliser la tondeuse à gazon. On tond d'avril à octobre en lune montante et en signe d'eau.

Ne laissez aucune feuille morte sur votre pelouse durant l'hiver car l'herbe risque de pourrir dessous.

Autres travaux de jardinage

➔Les clôtures et poteaux doivent également être installés ou remplacés à ces périodes. Si vous les installez à la nouvelle lune ou en lune descendante en Vierge, ils seront plus solides et dureront plus longtemps, entre autres parce que les clous tiendront mieux dans le bois.

➔Il est préférable de mettre en place les allées et les sentiers à la nouvelle lune ou en lune descendante, quand la Lune est dans le Capricorne.

Les fraisiers plantés en lune montante et en signe de Feu (Bélier, Lion Sagittaire) sont plus florissants. N'oubliez pas que les fraisiers apprécient les endroits ensoleillés – même pierreux – et ne doivent pas être fertilisés trop souvent. Vous pouvez en revanche enrichir la terre après la récolte en apportant un peu de compost en lune descendante et en signe de Feu.

La Lune dans l'agriculture et l'élevage

Ce n'est pas un hasard si les toutes premières observations sur les effets de la Lune sur la vie terrestre avaient trait à l'agriculture. En effet, il s'agit là d'un domaine fondamental pour la survie de l'homme depuis les débuts de l'humanité et qui a, pour cette raison, recueilli très tôt toute son attention. D'autre part, les effets de la Lune peuvent être observés, et son action vérifiée, sur de longues périodes. Aujourd'hui l'utilisation du calendrier lunaire est de plus en plus répandue dans l'agriculture. Car lorsqu'on veut vraiment travailler de façon écologique, la prise en compte des effets de la Lune est incontournable ; on peut ainsi rester proche de la nature tout en étant suffisamment productif.

La Lune et l'agriculture

Bon nombre des règles essentielles en matière de semis, de soins et de récolte (voir « Réussir son jardin grâce à la Lune ») sont valables à petite comme à grande échelle, et donc pour les plantes cultivées dans les champs. Rappelons ici quelques considérations générales :

Le savoir ancestral qu'illustre le calendrier lunaire menaçait de disparaître sous la pression du progrès technique et de l'utilisation de plus en plus fréquente des produits chimiques dans l'agriculture et l'élevage. Fort heureusement, ce n'est pas partout le cas, certaines régions – comme la Toscane en Italie ou le Tyrol en Autriche – ont su préserver cet héritage, qu'elles mettent aujourd'hui encore en pratique.

En lune descendante, la terre expire et sa capacité d'absorption est moindre. C'est à cette période que les liquides internes et les sels minéraux qu'ils transportent montent. La croissance des parties aériennes est favorisée.
En lune descendante, la terre inspire et sa capacité d'absorption est particulièrement élevée. Les liquides internes et les sels minéraux descendent vers les racines. La croissance des parties souterraines est favorisée.
La pleine lune et la nouvelle lune sont des moments clés parce qu'elles marquent chacune un tournant dans ce rythme. Les effets de la Lune sur la terre et les végétaux y sont particulièrement forts et pas toujours positifs – c'est la raison pour laquelle ces périodes ne sont favorables qu'à un petit nombre de travaux agricoles. Nous vous indiquons néanmoins ici quelques règles s'appliquant spécialement à l'agriculture. Là aussi, le calendrier lunaire n'est que l'un des facteurs à prendre en compte pour favoriser la croissance et l'épanouissement des plantes – l'état du sol et les conditions météorologiques sont au moins aussi importants.

Céréales

Pour obtenir les meilleurs résultats, semez vos céréales en lune montante, en Bélier et en Sagittaire. La période où la Lune est en Lion est également favorable mais le sol risque de s'assécher, ce qui ralentit la germination des graines.
Évitez de semer en lune descendante, surtout quand la Lune est en Cancer, Poissons ou Scorpion.

Engrais

Lorsque c'est possible, il est préférable de fertiliser les champs de céréales à la pleine lune ou bien juste après. La lune descendante, surtout en Bélier et en

---

Dans le calendrier lunaire, les céréales sont des plantes fruits. C'est la raison pour laquelle on les travaille en signe de Feu (Bélier, Lion, Sagittaire).

Sagittaire, est également favorable. La période où elle est dans les Poissons l'est moins, et il vaut mieux éviter alors de répandre des engrais synthétiques car les plantes risquent de « griller ».
En lune montante, les engrais ont peu de chances d'être efficaces. Les éléments nutritifs pénètrent difficilement dans le sol et sont souvent emportés par l'eau avant d'avoir atteint les racines des plantes.

Récolte et stockage

En règle générale, les récoltes se font en lune descendante. En ce qui concerne les céréales, ce sont les jours fruits (Bélier, Lion, Sagittaire) qui conviennent le mieux. Les jours feuilles (Cancer, Poissons) – même en lune descendante – sont moins favorables, de même que les jours où la Lune traverse la Vierge.
Il est préférable d'éviter de récolter et de rentrer les céréales en lune montante ; les jours feuilles et les dates en Vierge sont particulièrement défavorables.

Rentrer les foins

Lorsque les foins sont rentrés en lune descendante et à une date fleurs (Gémeaux, Balance, Verseau) ils ne pourrissent pas et le risque qu'ils s'enflamment spontanément est moindre. D'une manière générale, la lune descendante est une bonne période. En revanche, les foins rentrés en lune montante, surtout en signe d'Eau (Cancer, Scorpion, Poissons) risquent rapidement de prendre une couleur grise et de commencer à moisir.

La Lune peut aussi être une aide en viticulture : on plante les jeunes pieds de vigne soit en lune montante soit en lune croissante, de préférence à une date fruits (Bélier, Lion, Sagittaire). La taille des sarments sur les pieds de vigne plus vieux se fait en lune descendante à une date fruits. Le raisin se cueille de préférence en lune croissante. Mais si celle-ci tombe en Poissons, le raisin cueilli devra être consommé aussitôt.

Pommes de terre

Les pommes de terre doivent être plantées en lune descendante, si possible juste après la pleine lune. Les dates en Capricorne sont particulièrement favorables, mais les autres signes de Terre (Taureau et – dans une moindre mesure – Vierge) le sont aussi, toujours en lune descendante. On ne doit jamais planter les pommes de terre en lune montante et croissante, car elles risquent ensuite de remonter sans cesse à la surface du sol, même si elles ont été buttées.

Buttage des pommes de terre

Cette opération importante doit se faire en lune montante et un jour racines (Taureau, Vierge, Capricorne). Les dates fleurs (Gémeaux, Balance, Verseau) sont également favorables, là aussi en lune montante.

La lune descendante est une période moins favorable, tout particulièrement en Lion.

Récolte et stockage des pommes de terre

Les pommes de terre doivent être récoltées et rentrées en lune descendante, de préférence en Bélier, mais aussi en Taureau ou en Capricorne. Si vous les récoltez en lune descendante et en Vierge, consommez-les rapidement. La récolte des pommes de terre en lune montante – surtout en Cancer et en Poissons – est déconseillée.

Engrais : principes généraux

Bien utilisés, les engrais peuvent, surtout s'ils sont d'origine organique, améliorer considérablement la fertilité d'un sol et permettre la croissance de plantes saines et productives. Si vous apportez trop d'engrais (surtout s'ils sont synthétiques) et qui plus est au mauvais moment, les résultats seront d'une part médiocres et d'autre part nuisibles pour l'environnement. C'est la raison pour laquelle les engrais et le fumier doivent toujours être utilisés à la pleine lune ou en lune descendante. Les céréales, les légumes fruits et les fruits doivent être fertilisés de préférence en Bélier ou en Sagittaire ; pour les autres cultures, on choisira par exemple une date en signe de Terre. Les engrais synthétiques – ainsi que nous l'avons déjà indiqué plusieurs fois – ne doivent pas être employés quand la lune est en Lion car les plantes risquent de griller. Purin et lisier doivent être impérativement épandus à la pleine lune ou du moins dans les jours qui suivent, de manière à préserver les nappes phréatiques. Pour installer un tas de fumier, on choisira de préférence une date en lune descendante.

Animaux d'élevage et animaux domestiques

Les effets des différentes phase de la Lune sur les êtres vivants touchent aussi les animaux. Leur rythme biologique est lui aussi très nettement lié au rythme lunaire, même si le phénomène ne s'explique pas toujours. Il suffit d'avoir des animaux autour de soi pour s'en apercevoir. Les chiens et les chats par exemple ont un besoin de se dépenser et une sensibilité nettement plus importants que d'habitude à la pleine lune et à la nouvelle lune. Beaucoup de propriétaires de chiens – et leurs voisins – ne peuvent quasiment pas fermer l'œil de la nuit à la pleine lune car leurs animaux sont extrêmement agi-

Durée de gestation ou d'incubation en jours

Canard 27-29
Chat 63-65
Cheval 230-355
Chèvre 119-155
Chien 63-64
Cochon 112-116
Dinde 29-30
Lapin 29-32
Mouton 146-154
Oie 29-31
Pigeon 17-18
Poule 20-21
Poule naine 26-27
Vache 280-283

tés et hurlent à la lune des heures durant. Ces nuits-là, les chats mâles ou femelles sont particulièrement actifs, qu'il s'agisse de se faire la cour ou de se battre. Les « concerts » nocturnes qu'ils offrent alors en sont une bonne preuve.
Les chasseurs et les gardes forestiers font depuis toujours les mêmes constatations en ce qui concerne les animaux sauvages ; cette expérience leur est bien utile dans leurs activités respectives.

Gestation et naissance

D'après un dicton paysan, les animaux nés le jour de la pleine lune ou juste avant et après, seraient particulièrement résistants et sains. Les agriculteurs et les éleveurs en tiennent compte lorsqu'ils cherchent la meilleure date de fécondation possible pour leurs animaux. Il est par exemple intéressant de faire en sorte que les vaches soient fécondées au moment du nouvel an : elles mettront alors leurs petits au monde à la pleine lune d'octobre. Les veaux sont ainsi en excellente santé et leur naissance ne pose généralement pas de problème. Les dates se calculent par rapport aux durées moyennes de gestation.

Poules

Si elles couvent leurs œufs de manière à ce que les poussins sortent à la pleine lune, ceux-ci seront alors sains et robustes.

Saillies

Il a été prouvé que c'est en lune montante (si possible aux alentours de la pleine lune) que l'on obtenait les meilleurs résultats. Ils sont encore meilleurs quand la lune est en Lion. Certains paysans préfèrent les dates en Scorpion, quelle que soit la phase lunaire.

Les animaux réagissent de façon particulièrement nette aux effets de la Lune. Si l'on en tient compte, le travail s'en trouve grandement facilité, que ce soit dans les pâturages ou dans les étables.

Croissance et santé

Les effets des phases lunaires sur la croissance et le développement des organismes animaux correspondent en général à ceux que l'on observe chez l'homme. On constate que tout ce qui vise à fortifier et à nourrir est particulièrement efficace en lune montante. Les traitements touchant à la désintoxication et à l'élimination réussissent mieux en lune descendante. Il semble que l'influence du signe que traverse la Lune sur certaines zones du corps et des systèmes organiques soit comparable à celle que l'on observe chez l'homme (voir page 50 et suivantes). On tiendra compte des dates favorables aussi bien pour faire soigner les animaux par le vétérinaire que pour leur faire absorber des plantes médicinales.

Sevrage des veaux

On commencera à sevrer les petits juste avant la pleine lune et on les laissera prendre leur dernière tétée un jour de pleine lune. C'est le meilleur moyen pour avoir des animaux sains et possédant un tempérament équilibré. Quelques exceptions : la pleine lune en Cancer, Lion ou Vierge – ces dates ont plutôt des effets défavorables sur le comportement futur des veaux.

Entretien des sabots et des griffes

L'entretien des griffes et les sabots doivent si possible s'effectuer en lune descendante, en Capricorne, Bélier ou Taureau. Si les ongles ou les sabots poussent mal, on les frotte en Capricorne et en lune montante avec un produit durcissant, par exemple de l'huile de laurier.

Pour stimuler l'activité rénale d'un animal, on rajoute à sa nourriture en lune descendante, en Balance, une plante possédant des vertus diurétiques – par exemple de l'ortie. Ce remède permet une bonne dépuration de l'organisme et protège des maladies.

Tonte des moutons

La meilleure période pour tondre les moutons est la semaine qui précède la pleine lune. On ne doit plus le faire après la pleine lune.

Décornage et stérilisation

Les animaux que l'on castre ou que l'on décorne saignent moins en lune descendante ; les plaies cicatrisent plus vite et mieux. Il convient néanmoins d'éviter le décornage en Bélier et la stérilisation en Scorpion.

Entretien et nettoyage des étables et écuries

Là aussi, les résultats obtenus sont bien meilleurs quand on tire parti des effets de la Lune. Quelques principes ont fait leurs preuves.

Changer la litière

Quand la litière d'une étable ou d'une écurie doit être changée, choisissez une date en lune croissante (Sagittaire, Capricorne, Verseau, Poissons, Bélier, Taureau) et de préférence un lundi, mercredi, vendredi ou samedi. En lune décroissante, surtout le mardi, jeudi et dimanche, vous risquez d'obtenir de moins bons résultats.

Nettoyage

Toutes les opérations d'entretien et de nettoyage se font de préférence en lune descendante. Les dates en signe d'Air (Gémeaux, Balance, Verseau) et d'Eau (Cancer, Scorpion, Poissons) sont également favorables. On peut aussi conseiller la lune décroissante (Gémeaux, Cancer, Lion, Vierge, Balance, Scorpion).

Transformation du lait

La transformation du lait en beurre, crème fraîche ou fromage

---

Pour étendre la paille dans l'étable ou l'écurie, choisissez une date en lune descendante ou bien en lune croissante (Sagittaire, Capricorne, Verseau, Poissons, Bélier, Taureau). La lune décroissante (Gémeaux, Cancer, Lion, Vierge, Balance, Scorpion) est une période moins favorable. Essayez d'éviter la lune montante.

réussit mieux en signe d'Air (Gémeaux, Balance, Verseau) ou de Feu (Bélier, Lion, Sagittaire). Il faut éviter les signes d'eau (Cancer, Scorpion, Poissons) car le lait devient aqueux.

Un conseil : la fabrication du fromage se fera de préférence en signe de Feu et jamais quand la Lune est en Vierge. Il parvient plus rapidement à maturation lorsqu'il est préparé en lune montante, moins rapidement quand il est préparé en lune descendante.

Abattage des animaux

Les bêtes abattues juste avant la pleine lune ou à la pleine lune ont une chair plus juteuse et parfumée que celles abattues à un autre moment. Les opérations qui suivent l'abattage peuvent ensuite se faire en lune descendante, qui permet une meilleure conservation.

Quelques règles concernant l'abattage des arbres

La qualité et la résistance du bois dépendent essentiellement de la façon dont il a été traité et transformé. Plusieurs siècles d'expérience ont permis d'établir des règles qui sont appliquées aujourd'hui encore à la campagne. Ces règles sont le fruit d'une observation attentive de la nature et de l'utilisation du calendrier lunaire. Celles qui concernent le moment favorable à l'abattage des arbres sont importantes pour l'utilisation future du bois. Beaucoup de propriétaires de bois, de gardes forestiers et de bûcherons y reviennent. Avec succès.

Les règles de base

En principe, le meilleur moment pour abattre les arbres est l'hiver car les liquides internes sont « descendus » et le bois travaille moins. La meilleure période se situe entre le 21 décembre et le 6 janvier.

Les phases lunaires ont également leur importance – c'est surtout la proximité de la nouvelle ou de la pleine lune qui est essentielle.

On évitera si possible les jours où la lune est dans le Scorpion car le bois fraîchement coupé risquerait d'être envahi par les nuisibles.

Règles particulières

Outre les généralités évoquées ci-dessus, il existe quelques astuces particulières qui ont fait leurs preuves.

Pour éviter le pourrissement ou les vers

Le bois abattu aux dates suivantes ne pourrira pas et ne sera pas envahi par les vers : 1er, 7, 25 et 31 janvier, et 1er et 2 février.

Le bois abattu au nouvel an ou entre le 31 janvier et le 2 février durcit de plus en plus au fil du temps. Autre période propice à l'abattage des arbres si on veut éviter le pourrissement et les vers : le mois de mars, en lune descendante et en Poissons.

Bois de construction

Il est préférable d'abattre le bois destiné à cet usage au cours des derniers jours de décembre. Il ne pourrira pas et sera peu attaqué par les vers. Mais la qualité du bois abattu entre septembre et mars en lune montante et en Poissons est tout aussi bonne.

Bois devant résister au fendillement

Si l'on veut que le bois résiste au fendillement, il est préférable de l'abattre juste avant la nouvelle lune de novembre. Autres dates favorables : la nouvelle lune en Cancer, le 23 mars, le 29 juin et le 31 décembre. Lors de l'abattage, il faut veiller à ce que la cime de l'arbre tombe vers l'aval. Sur un terrain plat, on laisse la frondaison un moment sur l'arbre pour que la sève sorte du bois.

Bois destiné aux parquets et aux poignées d'outils

Les meilleurs dates se situent juste avant ou après la pleine lune en Taureau - en Scorpion en ce qui concerne le mois d'août. Le bois destiné à la fabrication de manches de pelles ou de haches devra être abattu à la nouvelle lune de novembre.

Bois devant résister à l'eau

Le bois destiné à la construction d'ouvrages sur ou dans l'eau, ou pour la construction navale, sera abattu de préférence en lune

---

N'oubliez pas que le bois qui vient d'être coupé doit être stocké au moins un an dans les meilleures conditions possibles avant d'acquérir les propriétés souhaitées, qu'il gardera durablement.

descendante en Cancer ou Poissons. La sève reste alors dans le bois et le rend résistant à l'humidité. Les jours où la lune est en Scorpion sont également favorables – mais attention aux bostryches !

Bois de chauffage

Le bon bois de chauffage se coupe de préférence pendant le premier quart de la lune montante d'octobre. On peut aussi choisir une date en lune descendante après le solstice d'hiver (21 décembre). Évitez à tout prix les signes d'Eau (Cancer, Scorpion Poissons) car le bois serait trop humide !

Sapins de Noël

Encore une astuce pour éviter la chute désagréable des aiguilles du sapin de Noël ! Les sapins et les épicéas abattus trois jours avant la onzième pleine lune de l'année (en général fin novembre) gardent particulièrement longtemps leurs aiguilles (jusqu'à plusieurs années). Ils doivent être entreposés au frais jusqu'à Noël.

Pour éviter que le bois ne soit infesté de vers, il faut abattre les arbres à une date à laquelle le Soleil traverse le signe du Capricorne et où la lune descend depuis trois jours.

Incroyable mais vrai : le bois coupé le 1er mars (de préférence après le coucher du soleil) est pratiquement ininflammable et résiste extrêmement bien au feu. Le bois coupé à la nouvelle lune en Balance, un jour avant la nouvelle lune de décembre ou deux jours avant la nouvelle lune de mars est tout aussi difficile à enflammer.

Vie professionnelle : en quoi la Lune peut-elle aider ?

À première vue, la vie professionnelle et son évolution n'ont pas grand-chose à voir avec ce qui se passe dans le ciel. La créativité, le talent, l'application et la discipline sont et resteront toujours les conditions préalables à la réussite. Nous savons aussi que la Lune influe sur la nature et sur la vie et que diverses énergies exercent leurs effets au cours de sa révolution autour de la Terre. Ce sont justement ces énergies qui ont une action sur notre activité professionnelle et nos affaires. Cela vaut peut-être la peine de jeter un coup d'œil sur le calendrier lunaire avant de programmer un rendez-vous important. Vous serez toujours gagnant – même si cela ne vous sert qu'à considérer plus attentivement les choses vraiment importantes. C'est en ce sens que les conseils qui suivent devraient vous aider et vous stimuler.

Les effets bénéfiques des différentes phases lunaires

La nouvelle lune est le bon moment pour conclure favorablement une affaire ou régler un problème professionnel. Cette phase est également propice pour redémarrer professionnel-

Les idées subites et les solutions originales viennent souvent à l'esprit en lune descendante, en Lion, Balance, Verseau et Poissons. Ces signes favorisent également dans les autres phases lunaires le travail créatif. En Bélier et en Vierge, on est moins créatif et a tout intérêt à se livrer à des activités routinières et moins intellectuelles.

lement ou faire une percée sur le plan commercial.
La lune montante est le moment propice pour mener à bien des négociations difficiles ou imaginer et préparer de nouveaux projets.
En revanche, la pleine lune n'est pas une période propice aux affaires ; ce n'est pas le bon moment pour entamer une transaction risquée.
La lune descendante est à nouveau une phase particulièrement propice pour se mettre au travail avec énergie, énergie qui vous permettra d'être performant.

Les impulsions propres à chaque signe du zodiaque

Vous tirerez vraisemblablement un bénéfice de l'application d'un certain nombre de principes liés aux effets de la Lune. C'est pourquoi cela vaut toujours la peine d'essayer de les appliquer au moins une fois dans les situations évoquées ci-dessous. Mais ils ne doivent en aucun cas être considérés comme des dogmes ni expliquer à eux seuls un échec ou une réussite.

Lettre de candidature, entretien d'embauche

Si vous recherchez un nouvel emploi, présentez votre candidature ou prévoyez votre entretien d'embauche en lune descendante, de préférence quelques jours après la pleine lune. Pour ces projets, privilégiez les dates en Lion, Vierge ou Sagittaire en lune descendante ; elles augmenteront vos chances de succès.
Lorsque c'est possible, mieux vaut prévoir de commencer dans un nouvel emploi (ou un nouveau poste au sein de son entreprise) à la nouvelle lune ou du moins dans le premier quart de la lune montante, de préférence en Taureau ou en Capricorne.

Apprendre

Toute réussite passe par un apprentissage. C'est en lune montante, en Gémeaux, Lion, Vierge et Verseau, que l'on obtient les meilleurs résultats. Ces signes sont également favorables en lune descendante. Les dates en Cancer et en Poissons en lune descendante sont moins conseillées. Faire une pause en Poissons pour récupérer est une bonne idée car c'est un moment où l'on n'est pas très productif. Quand on doit potasser juste avant un examen, on peut compter sur le Scorpion, le Sagittaire et le Capricorne, indépendamment de la phase lunaire.

Écrire

Qui n'a pas connu cela ? À certains moments, on se trouve dans l'incapacité d'écrire une ligne, tandis qu'à d'autres les mots coulent d'eux-mêmes. Ce dernier cas a plus de chances de se produire en Gémeaux, Vierge (surtout s'il s'agit de courriers professionnels) et Scorpion. La lune descendante peut également stimuler les capacités d'écriture. Si vous n'avez pas d'impératif de date, évitez d'écrire en Cancer, Sagittaire et Poissons en lune montante.

Mettre sur pied de nouveaux projets

Lorsque vous devez prévoir une date ou une activité ou concevoir un projet, choisissez la lune montante en Scorpion, Capricorne ou Verseau pour mettre toutes les chances de votre côté. Ce travail exigera plus d'efforts et sera moins efficace en lune descendante en Cancer, Balance ou Poissons.

Remarque : lorsque c'est possible, il vaut mieux commencer à mettre ses projets à exécution à la nouvelle lune. La volonté de réussir est alors à son comble.

Accomplir des tâches qui exigent de la force physique

Il est prouvé que ces tâches sont davantage couronnées de succès en lune descendante, l'après-

Les stages et les séminaires de formation continue qui commencent en lune montante en Sagittaire ou en Capricorne sont particulièrement bénéfiques, sur le plan de la créativité notamment.

midi entre 14 heures et 18 h 30. Dans tous les cas, préférez la lune descendante à la lune montante.

Accomplir des tâches qui exigent du doigté

L'habileté manuelle est particulièrement développée en lune descendante en Balance ; elle l'est aussi en Cancer et en Verseau. C'est en lune montante en Vierge qu'elle se manifeste le moins.

Promouvoir une image ou des idées

Lorsqu'on veut promouvoir sa propre image ou celle de son entreprise, il est préférable de choisir une date en Gémeaux, Verseau et Scorpion, surtout en lune descendante. Les dates en Cancer, Vierge, Capricorne et Poissons ne sont pas vraiment favorables, surtout en lune montante.

Démarches administratives

Même si on n'y prend généralement aucun plaisir, elles sont indispensables. Si vous avez le choix, effectuez vos démarches en lune descendante en Vierge ou Capricorne. Même en lune montante, les dates en Vierge et Capricorne sont favorables. Évitez de régler vos problèmes administratifs à la pleine lune, où vous avez plus de risques de vous énerver.

Questions juridiques

Les questions juridiques se règlent mieux en Sagittaire, quelle que soit la phase lunaire. Les dates en Gémeaux et en Vierge sont également un bon choix pour se rendre chez un avocat ou un notaire.
Lorsque c'est possible, on évitera la lune descendante en Poissons pour régler ce genre d'affaires.

Si vous prévoyez un grand voyage qui nécessite de nombreux préparatifs, consacrez-y du temps quand la Lune est en Vierge ou en Capricorne, de préférence en lune montante.

Mener des négociations, signer des contrats

Si les choses s'annoncent difficiles, prévoyez de mener vos négociations ou de conclure vos contrats quand la lune est dans le Bélier, le Sagittaire ou le Verseau, en lune montante. L'expérience a montré que les dates en Cancer ou en Poissons en lune descendante étaient moins favorables.

Nouer de nouvelles relations commerciales

Si vous voulez accroître votre réseau de partenaires ou de clients, nous vous conseillons de concentrer vos efforts sur les jours où la lune est en Gémeaux, Capricorne et Verseau, surtout en lune descendante.

Prévoir un budget

Pour cela, préférez un jour où la lune est en Taureau ou en Capricorne en lune montante. En lune descendante, surtout en Cancer et en Poissons, vous avez des chances de ne pas obtenir des résultats concluants.

Régler les questions financières

Qu'il s'agisse de placer de l'argent ou de prendre un crédit, choisissez la lune montante en signe de Terre (Taureau, Vierge, Capricorne) pour vous occuper de vos finances. Les jours où la Lune est dans le Bélier et surtout la Balance sont indiqués pour placer de l'argent.

En lune descendante et en signe d'Eau (Cancer, Scorpion, Pois-

---

Il est plus facile d'engager la discussion avec les autres en Gémeaux, Lion et Verseau car on est alors en mesure de surmonter des obstacles à une compréhension mutuelle. Les dates en Balance, Bélier et Cancer sont également intéressantes. D'une manière générale, il est plus difficile de nouer de nouveaux contacts en Taureau, Poissons et Capricorne.

sons) ainsi qu'à la pleine lune, mieux vaut laisser de côté ce genre de questions.

Achats importants

Si vous devez prendre une décision importante en matière d'achat ou faire un gros achat, choisissez une date en lune descendante et en Taureau, de préférence juste avant la nouvelle lune. Si vous achetez une voiture, le Lion, le Scorpion et le Verseau vous seront favorables. Évitez de discuter de ce genre de choses à la pleine lune car vous risqueriez de regretter votre décision.

Vendre

Si vous voulez vendre quelque chose, proposez-le ou cédez-le de préférence en lune descendante, plutôt en Bélier, Taureau, Gémeaux, Lion, Balance, Sagittaire ou Capricorne. Les dates en signe d'Eau sont moins favorables.

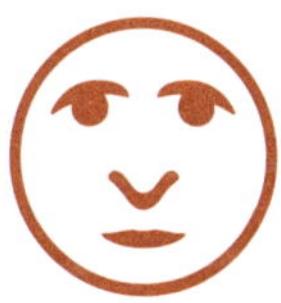

Amour et couple : la Lune est là

Une chose est certaine : la réussite ou l'échec d'un couple n'a, à première vue du moins, pas grand-chose à voir à la Lune. Car ce sont tout de même les sentiments de deux êtres humains qui interviennent. Mais dans la mesure où la Lune influe sur chacun d'entre nous, cette influence se traduit dans nos relations aux autres, qu'il s'agisse d'une histoire sans lendemain, d'une relation purement sexuelle ou encore de rapports amoureux fondés sur la fidélité et l'harmonie. L'influence de la Lune n'est pas tellement déterminée par les phases lunaires mais se fonde plutôt sur les impulsions propres à chaque signe du zodiaque traversé par notre satellite.

Lune et libido

Si les phases lunaires ont relativement peu d'effets dans le domaine des relations humaines, elles ont néanmoins une certaine influence sur l'intensité de ces relations – surtout s'il s'agit essentiellement de sexualité.

En règle générale, le besoin sexuel augmente et se fait de plus en plus pressant au fur et à mesure que l'on approche de la pleine lune.

À la pleine lune, nous ressentons souvent un besoin très fort d'amour physique ; c'est surtout la nuit que les passions violentes s'éveillent et s'assouvissent.

En lune descendante, les démons se calment ; l'amour devient de plus en plus tendresse et douceur au fur et à mesure que le croissant de lune rétrécit.

À la nouvelle lune, les passions s'éteignent pendant un court instant. Nous avons à nouveau besoin d'une plus grande paix intérieure et nous avons le loisir de réfléchir vraiment à la manière dont nous concevons notre relation amoureuse pour l'avenir. Les conseils qui suivent vous apporteront peut-être quelques solutions.

Les impulsions propres à chaque signe du zodiaque

Nous vous indiquons ci-dessous quels comportements et quelles humeurs subissent l'influence des signes du zodiaque. Vous n'allez certes pas baser votre relation sur ces éléments, mais ils peuvent tout de même vous aider à améliorer certaines choses. Ainsi, certains signes s'accompagnent d'une atmosphère particulièrement agressive ; il vaut mieux éviter d'aborder les sujets houleux ces jours-là. Choisissez plutôt un jour où l'atmosphère est plus à l'harmonie pour régler ces questions.

Dans le domaine de la vie sexuelle aussi, les impulsions sont variables – de la douceur et de la tendresse à la fougue et au déchaînement en passant par la froideur et le calcul.

En Bélier

Ce signe de Feu est synonyme de passion. On noue facilement de nouveaux liens – l'heure est aux flirts torrides et aux conquêtes audacieuses. Mais si l'un ou l'autre va trop loin, l'atmosphère peut aussi devenir extrêmement tendue.

La vie sexuelle est donc tumultueuse et pleine de fougue. On saisit les occasions sans forcément commencer par penser au lendemain.

Quand cela ne va vraiment plus, une séparation est moins douloureuse quand on met fin à la relation en lune descendante en Gémeaux ou en Verseau. Plus on se rapproche de la nouvelle lune, mieux on la supporte.

En Taureau

Le climat harmonieux qui règne dans ce signe de Terre pourrait laisser croire que l'on va faire preuve de circonspection, ce qui n'est pas toujours le cas. C'est le moment où l'on forme des projets ; c'est aussi le moment où on les réalise. C'est la période des mariages.

La vie sexuelle manque maintenant un peu de spontanéité, mais après un bon repas, l'amour peut procurer lui aussi un grand plaisir. Les célibataires endurcis doivent toutefois rester sur leurs gardes : une aventure en Taureau peut – davantage que dans les autres signes – se transformer en relation durable.

En Gémeaux

Ce signe d'air est idéal pour consolider les vieilles amitiés et en nouer de nouvelles. Si vous avez envie de faire la fête ces jours-là, laissez pour une fois libre cours à vos envies et profitez-en, de préférence avec vos amis – vous vous amuserez beaucoup !

La vie sexuelle est plutôt sous le signe de la volatilité et de l'indépendance ; il y a toutes les chances pour qu'une aventure d'une nuit soit aussitôt oubliée.

En Cancer

Les signes d'eau se caractérisent par l'intensité des sentiments. Les nuits – de préférence à la lueur des bougies et avec une musique douce – sont remplies de tendresse. Ces moments ne sont pas réservés aux jeunes couples ; les « vieux » couples peuvent aussi les vivre pour peu qu'ils laissent libre cours à leurs sentiments. Le Cancer est la période par excellence pour resserrer les liens familiaux et entretenir l'amitié.

Dans la vie sexuelle, l'esprit reste présent. Une attirance mutuelle profonde a toutes les chances de naître quand l'atmosphère est à la poésie. Elle s'accompagne souvent de l'envie de créer des liens durables.

En Lion

Le mot d'ordre de cette période pleine de fougue est « flirt et

séduction ». Là, tout est possible – une passion torride, une histoire pleine de poésie ou de tendresse, un mariage ultérieur n'étant pas exclu.
Au niveau de la vie sexuelle, c'est le règne de la séduction. Chacun s'y emploiera dans les règles de l'art. Sans oublier les fleurs, un bon vin et un parfum raffiné – un luxe que l'on ne peut certainement pas se permettre tous les jours.

En Vierge

On a du mal à croire qu'après les jours merveilleux du Lion on retombe aussi vite dans le quotidien banal ! Ce signe de Terre est plutôt synonyme de froideur. On a vite fait de s'emporter dans ses propos, et l'ambiance est cassée. Pour éviter cela, mieux vaut éviter les conflits à ce moment-là.
La vie sexuelle manque un peu de piquant. On est plutôt assez prude, voire timoré.

En Balance

Ce signe d'air est synonyme d'harmonie et c'est le bon moment pour entretenir les amitiés et se faire de nouveaux amis. Votre partenaire et votre famille vous sont maintenant reconnaissants de votre gentillesse et de vos petites attentions ; un bouquet de fleurs ou une invitation pour un dîner aux chandelles peuvent faire beaucoup pour renforcer et approfondir une relation. La vie sexuelle en Balance tient plutôt de l'exercice de style que de la passion. Des problèmes peuvent naître du fait que l'un ou l'autre des deux partenaires a du mal à décider de ce dont il a envie.

En Scorpion

Le signe du Scorpion est syno-

Si votre couple est en crise, ne mettez pas cela sur le compte de la Lune. Servez-vous plutôt des effets positifs qu'elle peut avoir pour rétablir l'harmonie entre vous.

nyme de sensualité. Mais si les deux partenaires ne sont pas sur la même longueur d'onde dans ce domaine, cela peut aussi aboutir à des différends et à des malentendus. Dans ce signe, la vie sexuelle est pleine de piquant, de passion et d'excitation. C'est le moment où l'on réalise ses vœux les plus secrets.

En Sagittaire

Discuter avec ses amis, s'en faire de nouveaux : on dirait que cette période est faite pour ça. Il est tout à fait possible qu'une rencontre éphémère aboutisse à un flirt passionné.

En ce qui concerne la vie sexuelle, l'heure est au changement ! C'est moins du partenaire que de l'endroit qu'il s'agit. Cette période pousse certains à s'en aller loin de chez eux, tandis que d'autres préfèrent profiter des joies de l'amour au grand air.

En Capricorne

Une certaine mélancolie peut empreindre les jours plutôt froids où la lune passe devant le Capricorne. On se replie volontiers sur soi-même et on est plutôt réservé vis-à-vis de l'extérieur. Si vie sexuelle il y a, elle prend plutôt la forme de l'accomplissement du devoir conjugal, sans grande conviction. On fait l'amour par obligation.

En Verseau

Quand il s'agit d'évoquer l'avenir en commun, ce signe d'Air est le moment idéal pour alimenter les discussions et tomber d'accord sur de nombreux points. Il n'est pas rare que le mariage soit évoqué à cette occasion. Dans ce signe, il arrive qu'une amitié profonde se transforme en relation amoureuse sérieuse.

Dans la vie sexuelle, ce sont des

En Verseau, ce sont les sentiments forts qui dominent. L'amour peut alors s'épanouir totalement. Mais attention : les sentiments forts peuvent, s'ils ne viennent que d'un côté, entraîner de graves conflits.

jours où tout est possible et permis si chacun des partenaires en tire du plaisir.

En Poissons

Cette période, placée sous le signe de la tendresse et de l'harmonie intellectuelle, est celle des sentiments forts. Cet état d'esprit inclut également le cercle familial au sens large et les amis. On prend autant de plaisir à donner qu'à recevoir. La vie sexuelle est elle aussi pleine de sentiment. On ouvre son cœur, on se donne entièrement et on savoure l'agréable douleur que toute relation profonde suscite.

La Lune et les loisirs détente et activités

Certains considèrent qu'ils n'ont pas assez de temps libre alors que d'autres ne savent pas comment l'occuper. Ce temps-là passe beaucoup trop vite et bien souvent sans qu'il nous ait apporté ce que nous en attendions. Doit-on pour autant planifier aussi son temps libre, ses loisirs ? Rien ne nous y oblige mais on peut le faire ! Car ces fragments de vie sont bien trop importants pour qu'on les passe à ne rien faire ou à perdre son temps.

Il est important de profiter de ces moments où l'on peut se régénérer et refaire le plein. La manière d'y parvenir dépend de chaque individu. Les besoins varient en fonction du tempérament de chacun – et bien évidemment de conditions extérieures comme la météo ou la saison. Néanmoins, c'est justement quand on prévoit une fête ou une excursion, qu'on veut aller au théâtre ou au concert ou qu'on prévoit de faire les boutiques que l'on devrait jeter un coup d'œil sur le calendrier lunaire ; il peut en effet nous aider à prendre une décision.

La Lune influe sur notre humeur

Si vous prévoyez une sortie par exemple, tenez compte des conditions météorologiques qui subissent elles aussi l'influence de la Lune. Si votre sortie doit

---

Un conseil : si vous vous fâchez avec quelqu'un au point qu'aucune issue ne semble possible, essayez d'aplanir vos querelles quand la Lune est en Sagittaire ou en Capricorne. Ce sont des moments où l'on est capable de plus de diplomatie et de tolérance qu'en Bélier ou en Taureau par exemple.

avoir lieu en signe froid, n'oubliez pas de prendre un vêtement chaud. Les signes chauds sont en revanche plus indiqués, même si la tendance est orageuse en Lion et qu'il ne faudra pas oublier votre parapluie ces jours-là.
Pour les soirées au cinéma ou chez des amis, les effets sur la tonalité de la journée propres à chaque signe du zodiaque présentent plus d'intérêt. On peut ainsi entre autres se faire une idée de la manière dont on se sentira et se comportera. Ces effets ne sont en général pas perceptibles directement. Il est plus exact de dire qu'ils orientent légèrement les penchants déjà existants dans une direction particulière.
Mais la Lune ne reste jamais plus de deux ou trois jours dans un signe, ce qui ne permet pas aux énergies de se dégager pleinement. Les effets des phases lunaires sont en revanche davantage perceptibles. Si l'on divise les 28 jours que dure la révolution de la Lune autour de la Terre en quatre sections, on peut considérer qu'elles rythment la vie de manière comparable aux saisons.

Le rythme lunaire sur l'année

Les sept premiers jours du cycle commencent avec la nouvelle lune et représentent le printemps. Une nouvelle énergie nous envahit, nous sommes avides de contacts et nous trouvons enfin le courage de prendre en main des choses que nous repoussons depuis longtemps devant nous. On fait des projets, on organise des sorties ou des fêtes. Au fur et à mesure que la lune monte, cette énergie peut se transformer en hyperactivité.
Les sept jours du cycle lunaire qui suivent peuvent être comparés à l'été. L'énergie est présente, nous sommes capables de beaucoup de choses mais ne sommes pas encore aussi efficaces que pendant la première période de la lune descendante. Deux jours avant la pleine lune, on atteint un point critique. On

est plus agité, plus irritable. Quand on le sait, on peut essayer de prendre le contre-pied en réagissant calmement aux provocations, ce qui permet d'éviter les conflits.

Dès que la pleine lune est passée, on s'apaise petit à petit. À l'instar de l'automne dans la nature, ce qui avait pris naissance pendant le premier quartier atteint maintenant la maturité. Les projets sont mis à exécution, les fêtes ont lieu, on entretient ses relations avec les autres. Les sept derniers jours représentent l'hiver ; on économise ses forces avant que tout ne recommence. C'est le moment de se retirer, de trouver le repos et de se préparer à un nouveau début.

Les impulsions propres à chaque signe du zodiaque

Nous allons passer ici en revue les principales activités de loisirs et indiquer quelles sont les dates favorables à celles-ci. « Favorable » signifie essentiellement que l'on a souvent envie de ces activités ces jours-là et qu'elles sont par conséquent source d'une grande satisfaction, et qu'elles apportent à la fois plaisir et détente.

Balades

Quand la lune est dans le Bélier, la Taureau ou le Sagittaire (surtout en lune descendante), on a souvent envie de se mettre au vert. En Taureau, les montagnes exercent un attrait particulier. En Gémeaux, on peut avoir envie de faire une balade à vélo.

En Cancer et en Poissons, l'idée d'une balade au bord de la mer, d'un lac ou le long d'une rivière est particulièrement séduisante. Ne pas oublier le panier de pique-nique lorsque la Lune est dans les signes de Feu.

Fêtes et soirées

Du bruit, de la gaieté ou simplement de la détente, c'est ce que l'on cherche en invitant ses amis ou ses collègues à une fête, ce que l'on fait plus volontiers en signe d'Air (Gémeaux, Balance, Verseau) et en Lion. En Verseau, le cercle sera plus intime, l'atmosphère plus méditative. Quand la Lune traverse le Lion ou la Balance, on peut sans problème en faire plus – l'ambiance est alors vraiment à la fête, on est prêt pour une soirée ou une nuit extraordinaires.

Remarque : Il faut s'attendre à plus d'exubérance en lune descendante.

Aller danser

Si vous avez toujours eu envie de le faire et que vous avez à chaque fois renoncé à mettre votre projet à exécution, essayez de prendre un nouvel élan quand la Lune est dans le Bélier, le Lion, la Balance ou le Verseau. Vous verrez que cette fois ça marchera et vous ne regretterez pas d'être allé danser.

Aller au théâtre

Quand la Lune traverse les signes du Bélier, des Gémeaux, de la Balance, du Capricorne ou du Verseau, c'est le moment d'aller au théâtre. Quel que soit le style de la pièce, vous êtes sûr de passer une excellente soirée.

Aller à l'opéra ou à un concert

Les signes les plus favorables à ce genre de sortie sont le Lion, la Balance et le Verseau. La musique et les chants ou chansons seront un enchantement et votre soirée un événement très particulier.

Remarque : si vous voulez faire vous-même de la musique, votre plaisir sera encore plus grand si la Lune traverse le Taureau, le Cancer, le Scorpion ou les Poissons.

Si on a le choix, il vaut mieux commencer un voyage en lune descendante, de préférence en Bélier, Gémeaux, Sagittaire ou Verseau. Un voyage de courte durée a toutes les chances d'être réussi en Gémeaux ou en Sagittaire. Par ailleurs, un vol de longue durée entrepris en Sagittaire est particulièrement agréable.

Aller au musée

C'est en Balance ou en Sagittaire que vous trouverez les meilleures dates pour vous pencher sur les trésors du passé.
En ce qui concerne l'art moderne, les jours où la Lune (montante) traverse le Lion, la Balance ou le Verseau sont particulièrement indiqués.

Aller au cinéma

En Bélier, Gémeaux, Balance, Verseau et Poissons, l'envie de regarder un film – que ce soit au cinéma sur grand écran ou à la maison (cassette ou DVD) en pantoufles – est plus forte.

Aller au restaurant

Que ce soit après une séance de cinéma ou après une journée fatigante, dîner au restaurant est un plaisir qu'il faut s'offrir de temps en temps. Pas besoin d'aller dans un grand restaurant, le bistro du coin peut suffire. En Taureau, Gémeaux ou Cancer, l'idée est encore plus séduisante. Pour un dîner romantique en tête à tête, choisissez plus particulièrement les jours où la Lune est dans le Cancer ou les Poissons.

Faire les boutiques

Pour faire du shopping, on choisira un jour où la Lune est dans le Taureau, la Vierge ou le Scorpion. Ces dates sont surtout indiquées pour faire les boutiques de vêtements. Mais attention, car on a tendance à dépenser plus que prévu quand la Lune est dans le Scorpion. C'est comme ça qu'on se retrouve à acheter des articles très chers. En Vierge et en Taureau, on fait plus attention à son porte-monnaie.

Il est préférable de choisir un jour où la Lune est en Taureau ou Capricorne, si possible en lune montante, pour établir le budget familial. Ce sont des périodes où l'on est particulièrement réaliste et où l'on a, par conséquent, une meilleure vue d'ensemble. Si vous devez faire des économies draconiennes, vous pouvez aussi préparer votre budget quand la Lune est en Vierge.

Faire du sport

On devrait y consacrer plus de temps. Là où le sport procure le plus de plaisir, c'est en lune descendante en Bélier, Sagittaire ou Poissons. Pour une grande compétition ou une fête du sport, le Sagittaire est un bon signe. La natation revigore et détend surtout en Poissons. Si vous voulez vous mettre à la plongée, faites-le également de préférence quand la Lune est dans les Poissons.

Remarque : vous remarquerez peut-être que la période qui suit immédiatement la nouvelle lune n'est pas propice à la réalisation de performances.

Rendre visite à la famille et aux amis

Une visite chez les parents ou les grands-parents est toujours agréable en Cancer, Lion et Poissons. Pour renforcer les liens avec les relations ou les amis, il est préférable de les rencontrer en Gémeaux, Cancer, Balance et Verseau. Ce sont des signes synonymes de communication et d'harmonie.

Activités créatives et artistiques

Les signes du Lion, de la Balance, du Verseau et des Poissons (en lune descendante) sont les plus propices aux activités véritablement créatives – peinture, modelage ou écriture de poèmes. Quant aux activités artistiques, comme la couture ou le bricolage, les jours les plus favorables sont ceux où la Lune (descendante) traverse le Taureau, le Cancer ou le Verseau.

Si l'on s'intéresse à la mode, on privilégiera les signes de la Balance, du Scorpion et du Verseau.

Ecrire et lire

Les textes – peu importe qu'il s'agisse d'une lettre d'amour enflammée ou d'une rédaction pour l'école – que l'on produit (avec la plume ou le clavier) en

---

Les jours où la Lune est en Sagittaire et Verseau conviennent parfaitement à la lecture d'essais politiques.

Gémeaux, en Vierge ou en Scorpion (pour les lettres d'amour) coulent mieux et sont plus pertinents.
Quand on en a la possibilité, mieux vaut lire quand la Lune est en Gémeaux car on y prend encore plus de plaisir. Au point quelquefois d'en perdre la faim ou même le sommeil quand le livre est très prenant.

Préparer des petits plats

Il y a certainement des tas de raisons qui expliquent qu'un repas que vous avez préparé avec amour soit parfois un échec, alors qu'à un autre moment tout sera parfaitement réussi. Peut-être devriez-vous essayer de tenir compte de la Lune et revenir à vos fourneaux quand la Lune (descendante) est dans le Cancer, la Balance ou les Poissons. Faites le test et vous verrez que vous ne récolterez que des compliments.

Encore un conseil : utilisez pour faire vos menus les aliments qui correspondent au signe du zodiaque que la Lune est en train de traverser. Vous trouverez plus de renseignements à ce sujet dans le chapitre (« La lune dans la pratique » à partir de la page 141).

Se reposer, méditer, rêver

Pour en terminer avec ce petit guide des loisirs en fonction de la Lune, évoquons ce que la plupart d'entre nous ont envie de faire quand ils ont du temps libre : se détendre enfin, laisser vagabonder son esprit. Les meilleurs moments pour tout simplement se détendre et déconnecter sont ceux où la Lune est en Taureau, Cancer, Balance et Poissons. Pour l'introspection et la méditation, mieux vaut choisir un moment en signe d'Eau. C'est là qu'il est le plus facile de se trouver et de refaire le plein d'é-

Si vous êtes en quête de spirituel – univers et pensée ésotériques ou religieux – vous avez plus de chances d'en trouver le chemin quand la Lune est dans les Poissons.

nergie intellectuelle pour faire face aux contraintes de la vie quotidienne.

Autres activités

Pour être complet, il convient d'évoquer aussi des activités qui ne sont pas intégrées à notre vie quotidienne (du moins pour la plupart d'entre nous).

Déménager

Si vous devez ou voulez changer de logement, faites-le en Taureau, Lion, Scorpion et Verseau. Idéalement, l'arrivée dans votre nouvelle maison devrait avoir lieu à la pleine lune.

Faire des travaux de décoration

Si vous avez envie de changer la décoration de votre maison, c'est en Cancer ou en Balance que vous aurez les meilleures idées et le plus de talent.

Courses de chevaux

Si l'envie vous prend de pénétrer un jour dans le monde des chevaux de course et de tenter votre chance en pariant, choisissez une date en Sagittaire !

Jeux de hasard

Celui qui croit pouvoir faire son bonheur de cette façon a déjà perdu avant même que la boule ne soit lancée. Néanmoins, la Lune vous sera plus favorable en Capricorne ou en Verseau.

Acheter ou faire réparer une voiture

L'achat d'une voiture est souvent un événement important. Pour ne rien gâcher, achetez votre véhicule quand la Lune est en Taureau, Lion, Scorpion ou Verseau, de préférence en lune montante – c'est du moins ce qu'affirment certains spécialistes de la Lune. Ensuite, quand vous devez faire une réparation ou une révision, choisissez les mêmes périodes – mais cette fois en lune descendante si possible.

Ballade à la Lune

C'était, dans la nuit brune,
Sur le clocher jauni,
La Lune
Comme un point sur un i.
Lune, quel esprit sombre
Promène au bout d'un fil,
Dans l'ombre,
Ta face et ton profil ?
Es-tu l'œil du ciel borgne ?
Quel chérubin cafard
Nous lorgne
Sous ton masque blafard ?
N'es-tu rien qu'une boule ?
Qu'un grand faucheux bien gras
Qui roule
Sans pattes et sans bras ?…

Alfred de Musset (1810-1857) *Premières Poésies*

La Lune dans la pratique

Ce sont les phases lunaires qui indiquent dans quelle direction et avec quelle intensité les effets de la Lune s'exercent. Mais elles ne font pas tout à elles seules, car au cours de sa révolution mensuelle autour de la Terre, la Lune traverse l'ensemble du zodiaque, passant deux à trois jours dans chaque signe. Ce sont les signes du zodiaque qui nuancent de façon plus subtile les effets de la Lune, s'attachant à des domaines bien particuliers de la nature et de la vie de l'homme. On peut donc en tirer des principes et des conseils très contrastés, qui peuvent par ailleurs évoluer d'un signe à l'autre. Connaître ces principes, c'est être capable d'utiliser au jour le jour les effets de la Lune avec davantage de pertinence et de sensibilité.

Dans ce chapitre

Comment utiliser les mouvements de la Lune

Les phases lunaires au jour le jour

Les signes au jour le jour

Comment utiliser les mouvements de la Lune

Il existe principalement deux façons de mettre en pratique les connaissances que l'on a des effets de la Lune : soit on se base sur les phases lunaires (c'est le plus simple) soit on y associe dès le début les signes du zodiaque que la Lune traverse au cours de sa révolution mensuelle autour de la Terre (c'est une manière plus compliquée de procéder). Si vous choisissez la première voie, vous aurez vite une vue d'ensemble et vous pourrez très rapidement appliquer vos connaissances dans la vie quotidienne. Nous la conseillons donc à tous ceux qui veulent commencer à vivre en harmonie avec le rythme lunaire. Si vous choisissez toutefois la deuxième voie, vous risquez d'avoir un peu de mal, au début du moins, à vous y retrouver dans les nombreux principes énoncés. Mais le champ d'application de ces derniers dans votre propre vie sera extrêmement large.

Quoi qu'il en soit, les principes propres aux mouvements de la Lune ne sont pas des règles que l'on doit suivre rigoureusement avec la certitude d'obtenir automatiquement les résultats escomptés. Il s'agit davantage d'indications sur la manière dont on peut orienter ses actes pour se sentir en phase avec les oscillations de la nature. On se rendra alors peut-être compte que l'on accomplit certaines choses avec plus de facilité et de succès.

Les principes dictés par les mouvements de la Lune ne sont en aucun cas des instructions à suivre strictement ; ils indiquent simplement de quelle manière on peut utiliser ses effets. Faites donc l'essai !

Comment utiliser ce chapitre

Dans les pages qui suivent, nous vous indiquons dans quels domaines la Lune exerce ses effets et de quelle manière : d'abord au niveau des quatre phases lunaires, puis à l'intérieur de chacun des douze signes du zodiaque. Pour chaque signe, nous indiquons quelle est la tonalité des journées, nous vous donnons toutes les informations de base essentielles et, sous forme résumée, les conseils pratiques correspondant à une période donnée. Par conséquent, si vous constatez – peut-être en regardant le ciel nocturne – que la Lune est en train de monter, vous pouvez consulter le paragraphe intitulé « En lune montante » (p. 147 et suivantes) pour savoir ce que l'on peut faire pendant cette phase lunaire pour être en harmonie avec les effets de la Lune et ce qu'il est moins conseillé de faire. Vous pouvez en outre consulter un calendrier lunaire ou les tableaux figurant en annexe à la fin de cet ouvrage pour vérifier par exemple dans quel signe du zodiaque la Lune se trouve ; si elle est en Cancer, lisez ensuite les conseils qui y sont associés, dans le paragraphe « Lune en Cancer » (pages 174 et suivantes). Vous pouvez aussi procéder en sens inverse. Si vous voulez par exemple semer des légumes racines dans votre jardin et que vous ne savez pas quelle est la bonne date pour cela, consultez d'abord le chapitre « Vivre avec la Lune », dans la section « Réussir son jardin grâce à la Lune » (pages 91 et suivantes). Vous y apprendrez que le bon moment est la lune descendante en signe de Terre. Consultez alors votre calendrier lunaire ou les tableaux figurant en annexe pour voir à quelle date ces conditions se trouvent réunies. Si la saison et les conditions météorologiques sont bonnes, vous pouvez alors planter vos légumes à la date idéale.

Un outil pratique : le calendrier lunaire

Dans les tableaux figurant en annexe à la fin de cet ouvrage, vous trouverez les phases et les signes du zodiaque traversés de 2002 à 2012. Nous n'avons pas pu – pour une question de place – tenir compte du fait que le changement de signe se produit en cours de journée, c'est-à-dire que sur une même journée les informations concernant l'un et l'autre signes peuvent rester valables. C'est pourquoi nous indiquons toujours le signe dans lequel la Lune se trouve pendant la plus grande partie de la journée. Car plus ce laps de temps est important, plus l'intensité avec laquelle le signe influe sur la Lune et donc sur la qualité de la journée est importante. Si vous voulez avoir plus de précisions, procurez-vous un bon calendrier lunaire qui vous donnera à la minute près l'heure à laquelle la Lune change de signe.

Autre chose encore : tenez un journal lunaire dans lequel vous inscrirez vos principales activités avec la date, la phase lunaire et le signe traversé par la Lune. Les jardiniers pourront aussi y consigner les conditions météorologiques. Vous disposerez ainsi d'un instrument remarquable pour mesurer le succès de vos actions et vérifier l'efficacité des règles inspirées par les mouvements de la Lune. Vous disposerez également au bout d'un moment d'un ouvrage très personnel, entièrement basé sur les besoins et l'environnement qui vous sont propres.

Les effets du signe du zodiaque que la Lune vient de quitter perdurent encore un petit moment, pendant lequel l'influence du signe dans lequel elle entre commence à se manifester.

Les phases lunaires au jour le jour

Les effets de la Lune varient de la même manière que le visage qu'elle nous montre se modifie au fil de sa révolution autour de la Terre. Chacune des quatre phases lunaires crée une tonalité, une ambiance spécifiques et exerce une influence différence sur la vie terrestre. Ces effets croissent au fur et à mesure que l'on avance dans chaque phase et atteignent leur apogée juste avant le changement marqué par la nouvelle ou la pleine lune.

À la nouvelle lune ●

La nouvelle lune – tout comme la pleine lune – est une phase très courte. Elle inclut les deux derniers jours de la lune descendante, la pleine lune proprement dite qui dure quelques heures, et le premier jour de la lune montante.

La tonalité

À la nouvelle lune, les hommes et la nature reçoivent de fortes impulsions. On peut parler de forces permettant une orientation nouvelle, un nouveau départ. Les énergies concentrées sur cette période sont nouvelles et spontanées, elles incitent à faire des projets qui pourront ensuite se développer et mûrir.

Les impulsions données par la nouvelle lune renforcent la capacité des organismes humains et animaux à se désintoxiquer et à se purifier.

Dans la nature, les impulsions

Le cycle lunaire commence avec la nouvelle lune. Tout se prépare au renouveau. C'est un moment favorable pour débuter quelque chose de nouveau.

données par la nouvelle lune annoncent le renouveau. La terre commence à expirer, les liquides des végétaux se mettent en mouvement.

Ce que vous pouvez faire

Santé
Jeûner
Commencer à perdre de mauvaises habitudes
Faire des exercices de relaxation

Plantes médicinales
Déterrer les plantes dont on utilise les racines

Travaux ménagers
Se débarrasser des moisissures et de l'humidité
Nettoyer le cellier
Aérer cave et sous-sol

Construction et bricolage
Installer et construire des chemins, des routes et des clôtures

Jardinage
Tailler les arbres ou les plantes malades
Désherber
Effectuer la taille d'été des arbustes à petits fruits (juin)
Eliminer les rameaux atteints de mildiou
Tailler les arbustes à fleurs
Tailler les géraniums
Créer des allées et des chemins
Installer ou réparer des clôtures

Agriculture et élevage
Tailler les sarments de vigne ainsi que les arbres, buissons et arbrisseaux malades

Abattage des arbres
Couper les arbres pour le bois destiné à la fabrication des meubles
Couper le bois particulièrement dur (novembre)
Couper le bois qui s'enflamme difficilement

Si vos plantes sont maladives ou ont du mal à pousser, taillez-en les extrémités à la nouvelle lune. La plupart du temps, cela suffit à leur redonner vie.

Vie professionnelle

Régler les questions d'ordre professionnel et commercial
Commencer à planifier un nouveau projet
Démarrer dans un nouvel emploi
Assister à une vente aux enchères

Vie sentimentale

Se séparer
Arriver dans un nouveau foyer (jeunes mariés)

Loisirs, détente, aventure

Entrer dans un nouveau logement

À éviter

Santé

Subir une intervention chirurgicale
Faire des efforts physiques

Travaux ménagers et jardinage

Rempoter les plantes d'intérieur et les jardinières
Au moment précis de la nouvelle lune, les activités doivent toutes cesser au jardin et aux champs

En lune montante ☽

Dès que l'on aperçoit le mince croissant de lune ouvert à gauche, la phase de lune montante démarre. Elle dure environ 14 jours. Les astronomes la divisent en deux parties – premier et deuxième quartiers. Pendant le premier quartier, la Lune se rapproche de la Terre ; c'est au bout d'un peu plus de sept jours qu'elle en est la plus proche. Elle traverse ensuite la trajectoire de la Terre autour du Soleil et s'éloigne à nouveau de nous, sa luminosité augmentant, jusqu'à atteindre le stade de la pleine lune.

La tonalité

Durant cette phase, tout est placé sous le signe de l'absorption, de la croissance. Les influences positives dominent, les énergies sont absorbées et emmagasinées.

En période de lune montante, l'organisme humain ou animal est particulièrement réceptif à tout ce qui peut être revigorant et reconstituant ou le guérir. Il est capable de stocker et d'assimi-

ler cette énergie. Sa capacité d'auto-guérison est également très élevée. C'est le bon moment pour bien se reposer et reprendre des forces !
Dans la nature, c'est la croissance des parties aériennes qui domine, la terre expire et les liquides internes remontent. C'est durant cette phase qu'il faut semer et planter, surtout ce qui pousse en hauteur et porte des fruits.

Ce que vous pouvez faire

Santé

Faire de la rééducation
Faire une cure
Se reposer
Balnéothérapie
Renforcer l'appareil locomoteur par des massages, des frictions et de la kinésithérapie
Faire des massages thérapeutiques, tonifiants (toujours quand la Lune traverse le signe correspondant à la partie du corps sur laquelle on intervient)
Réflexothérapie

Plantes médicinales

Cueillir ou récolter les fleurs des plantes médicinales
Cueillir ou récolter les feuilles des plantes médicinales (sauf l'ortie)
Cueillir ou récolter les fruits et les fleurs des plantes médicinales destinées à une utilisation immédiate

Soins du corps

Soins de peau régénérants et nourrissants
Masque du visage pour raffermir la peau
Bains énergisants, revitalisants
Se faire couper les cheveux quand on veut qu'ils repoussent vite
Se faire teindre les cheveux
Faire soigner un ongle incarné

En lune montante, absorption et croissance sont les deux objectifs vers lesquels convergent les énergies. La croissance de tout ce qui se trouve au-dessus du sol est favorisée.

Travaux ménagers

Désinfecter le linge
Faire du pain et des gâteaux
Rempoter les plantes d'intérieur et les jardinières
Ranger

Jardinage

Semer et planter les légumes feuilles, les fruits et les fleurs
Mettre en place les bulbes des fleurs d'été
Planter les arbustes
Semer le gazon
Tondre le gazon quand on veut qu'il repousse vite
Premier bêchage de printemps
Fouler le compost
Replanter, rempoter
Greffes
Cueillette des fleurs à couper
Cueillette des fleurs que l'on mettra à sécher
Installation d'une mare

Construction et bricolage

Creusement des fondations, aussitôt suivi d'un drainage
Installation d'un système de drainage
Mise en place d'une installation d'eau ou de chauffage
Recherche d'une source ou d'une nappe d'eau souterraine (par un sourcier), perçage d'un puits, installation d'une mare

Agriculture et élevage

Semer les céréales
Butter les pommes de terre
Planter la vigne
Tailler les jeunes pieds de vigne
Presser le raisin
Saillies
Sevrage des veaux
Tonte des moutons
Rentrer le bétail (en automne)
Abattage (juste avant la pleine lune)

Le rempotage ou la plantation des plantes d'intérieur ou des jardinières est recommandé en lune montante, surtout en Vierge.
Les meilleurs jours pour faire des projets, prévoir des rendez-vous ou des activités sont ceux pendant lesquels la Lune monte et traverse les signes du Scorpion, du Capricorne et du Verseau.

Vie professionnelle

Mener des négociations difficiles
Planifier et mettre au point de nouveaux projets
Commencer dans un nouveau poste
Apprendre
Séminaire/formation continue
Préparation d'un voyage
Conclure des contrats
Entretiens commerciaux
Prévisions budgétaires
Régler les questions financières
Rédiger son testament

Vie sentimentale

Le désir sexuel augmente et se fait de plus en plus pressant au fur et à mesure que l'on approche de la pleine lune

Loisirs et détente

Repos
Achat d'une voiture

À éviter

Santé

Interventions chirurgicales, surtout à proximité de la pleine lune
Trop manger, surtout quand on doit surveiller son poids
Exercice physique pénible
Traitement des verrues
Traitement dentaire

Plantes médicinales

Cueillette de l'ortie pour purifier le sang
Récolte des fruits et des graines destinés à être conservés longtemps
Séchage et ensachage des plantes médicinales
Préparation et conditionnement des pommades à base de plantes
Confection des sachets de plantes

Soins du corps

Gommage
Nettoyage en profondeur de la peau

La lune montante n'est pas une période idéale pour les travaux de nettoyage à l'eau dans la maison. Faites également vos grandes lessives de préférence en lune descendante.

Travaux ménagers

Nettoyage à l'eau des planchers et des sols
Nettoyage des encadrements de fenêtres
Se débarrasser des moisissures et de l'humidité
Aération prolongée des pièces à vivre et des lits

Construction et bricolage

Couler le béton et le ciment
Enduits et badigeon
Travaux sur la toiture
Pose des parquets, des lambris ou des escaliers en bois
Vitrage et pose des fenêtres

Jardinage

Semer ou planter les légumes racines
Planter les laitues
Fertiliser les plantes cultivées
Tailler les plantes, arbres et arbustes
Lutter contre les nuisibles

Agriculture et élevage

Apporter de l'engrais
Rentrer les foins
Planter les pommes de terre
Décorner ou stériliser les animaux

Vie professionnelle

Accomplir les tâches qui nécessitent beaucoup d'énergie physique

À la pleine lune ○

À mi-chemin de sa révolution autour de la Terre, la Lune se trouve juste en face du Soleil, à l'opposé de celui-ci. Sa face visible est entièrement éclairée et durant un ou deux jours elle prend la forme d'un disque lumineux que l'on peut observer dans le ciel nocturne.

La tonalité

C'est pendant la phase de pleine lune que les impulsions données par la Lune sont les plus sensibles. Un changement de sens s'annonce : la Lune ne va plus croître mais décroître, la nature et les hommes ne vont plus absorber mais rendre.
La réaction de l'organisme aux énergies propres à la pleine lune se traduit souvent par de l'agita-

tion et de la nervosité. Les personnes sensibles souffrent de troubles du sommeil, d'autres ont des rêves ou des visions particulièrement impressionnants. C'est l'occasion d'y voir plus clair dans sa tête et de trouver le chemin jusqu'à son propre moi, jusqu'à l'inconscient et au subconscient !

Dans la nature, les effets puissants de la pleine lune créent une ambiance très particulière. La nature va être à l'apogée de sa capacité d'absorption, ce qui fait de cette période le moment idéal pour fertiliser les plantes. Il peut en revanche arriver que le bois meure, même s'il ne s'agit que de quelques branches que l'on devra alors couper.

Ce que vous pouvez faire

Santé

Sevrage
Bains stimulants, revitalisants

Plantes médicinales

Cueillir ou récolter les racines
Cueillir ou récolter les plantes médicinales à fleurs
Préparation des pommades que l'on ne conditionnera toutefois qu'en lune descendante

Soins du corps

Soins de peau reconstituants, nourrissants
Bains aphrodisiaques

Travaux ménagers

Désinfecter le linge
Fertiliser les plantes d'intérieur et les jardinières

Jardinage

Fertiliser les plantes
Récolter les fruits
Semer les fleurs (éviter le moment où s'effectue le changement de lune)
Mettre en place les bulbes de dahlias

À la pleine lune, mieux vaut éviter les conflits qui risquent de dégénérer – on devient plus facilement agressif.

Agriculture et élevage

Fertiliser les céréales
Épandre le purin et le fumier
Période de naissance idéale pour le bétail
Sevrage des veaux
Tonte des moutons
Abattage

Vie sentimentale

Sentiments passionnés
Désir sexuel important

Loisirs et détente

Aller danser
Compétition sportive

À éviter

Santé

Intervention chirurgicale (sauf urgence)
Vaccins
Bains relaxants, apaisants

Plantes médicinales

Faire sécher et conditionner les plantes médicinales

Soins du corps

Sauna
Épilation

Travaux ménagers

Grand ménage
Lessives

Construction et bricolage

Couler le béton et le ciment
Fabrication et pose d'une charpente
Pose des planchers et des lambris
Pose des revêtements de sol
Installation ou construction de chemins, de routes ou de clôtures

Jardinage

Taille des plantes et des arbres

Agriculture et élevage

Semis et plantations en tout genre
Décornage et stérilisation

La pleine lune est une période idéale pour fertiliser les plantes. Les éléments nutritifs sont parfaitement absorbés par les racines et les nappes phréatiques ne subissent pas de pollution.

Vie professionnelle

Transactions à risque
Démarches administratives
Régler les questions financières
Achats importants

Vie sentimentale

Risque de jalousie,
donc d'agressivité !

Loisirs et détente

Commencer un long voyage
Rendre visite à la famille

En lune descendante ◐

La Lune poursuit et achève sa révolution autour de la Terre. Elle se rapproche à nouveau de celle-ci et la partie éclairée par le Soleil diminue progressivement de droite à gauche. Lorsqu'au bout de 22 jours environ elle traverse à nouveau l'orbite de la Terre autour du Soleil, elle n'est plus visible qu'à moitié. Le dernier quartier commence alors et le croissant ouvert à droite rétrécit de jour en jour, jusqu'à la nouvelle lune. Alors, le cycle lunaire recommence.

La tonalité

Les effets de la lune descendante sont centrés sur la libération des forces et des énergies. Cette lune, dite balsamique, libère du doute et des angoisses, concentre les sentiments positifs pour le cycle qui s'apprête à recommencer.
L'organisme est maintenant au mieux de sa forme. Les performances physiques et intellectuelles s'obtiennent au prix d'efforts bien moins importants que pendant les autres phases lunaires. Éliminer est le maître mot de la lune descendante ; c'est la raison pour laquelle tout ce qui touche à la désintoxication et à la purification donne de bons résultats. Les opérations chirurgicales aussi réussissent mieux.
Dans la nature, les liquides internes descendent, les énergies

Dans les affaires, la nouvelle lune devrait inciter à plus de retenue – on peut facilement rater son objectif.

retournent vers les racines. La terre inspire, elle est réceptive, la croissance des parties souterraines des végétaux est favorisée.

Ce que vous pouvez faire

Santé

Interventions chirurgicales, mais pas dans le signe correspondant à la partie du corps concernée
Cure d'amaigrissement
Massages relaxants, qui reposent l'esprit
Cure d'ortie pour purifier le sang et l'organisme
Traitement des verrues et des cors
Traitement dentaire

Plantes médicinales

Cueillette ou récolte des racines
Cueillette des orties
Cueillette ou récolte des fruits et des graines destinés à la conservation
Faire sécher et conditionner les plantes médicinales
Conditionner les pommades à base de plantes

Soins du corps

Nettoyage en profondeur de la peau
Gommage
Masque astringent pour le visage
Bains relaxants, apaisants
Sauna
Coupe de cheveux, si l'on veut qu'ils repoussent lentement mais en épaississant
Épilation
Manucure

Travaux ménagers

Grand ménage
Nettoyage à l'eau du bois et des parquets
Lessives
Nettoyage à sec
Lavage des vitres
Nettoyer les entourages de fenêtres

Si vous voulez pleinement profiter des effets relaxants mais vivifiants d'une séance de sauna, prévoyez celle-ci en lune descendante, idéalement quand la Lune traverse un signe de Feu (Bélier, Lion, Sagittaire).

Se débarrasser des moisissures et de l'humidité
Faire les poussières
Cirer les chaussures
Aération des pièces, des lits et des matelas
Stocker des provisions
Conserves de légumes racines
Ranger les vêtements

Construction et bricolage
Creuser des fondations
Couler le béton et le ciment
Réaliser un enduit
Fabrication et pose d'une charpente
Travaux en tout genre sur la toiture
Pose des parquets et des lambris
Vitrage et pose des fenêtres

Jardinage
Mettre en place les paillis
Semer et planter les légumes racines
Planter les laitues
Mise en tas du compost
Tailler les plantes et les arbres
Lutter contre les nuisibles
Récolter tout ce qui sera stocké ou mis en conserve
Déterrer les bulbes des plantes à fleurs

Agriculture et élevage
Rentrer les foins
Planter les pommes de terre
Récolter et rentrer les pommes de terre
Lutte contre les nuisibles
Entretien des sabots et des griffes

Vie professionnelle
Lettres de candidature et entretiens d'embauche
Tâches qui exigent beaucoup d'énergie physique
Démarches administratives
Régler les problèmes juridiques
Nouer de nouvelles relations

La lune descendante est le meilleur moment pour tous les travaux de réparation et de construction. L'assemblage de matières différentes – matériaux de construction, colorants, éléments encastrés – doit se faire si possible au cours de cette phase lunaire.

commerciales
Achats importants
Écrire
Vendre
Publicité

Vie sentimentale
Tendresse, douceur et harmonie consolident l'amour

Loisirs et détente
Faire la fête
Aller danser
Faire du sport
Cuisiner

À éviter

Soins du corps
Se faire teindre ou décolorer les cheveux
Traitement des ongles incarnés

Construction et bricolage
Travaux de drainage
Recherche d'une source ou d'une nappe d'eau souterraine et constructions hydrauliques
Mise en place d'une installation d'eau ou de chauffage

Jardinage
Semer les plantes qui se développent au-dessus du sol
Planter les bulbes des fleurs d'été
Greffer les arbres fruitiers

Agriculture et élevage
Semer les céréales
Butter les pommes de terre
Rentrer le bétail

Vie professionnelle
Prévisions budgétaires

Lorsque l'on recherche les performances sportives, mieux vaut programmer ses entraînements de telle sorte que la phase où l'effort est le plus grand se trouve en lune descendante. À ce moment-là, l'organisme possède les réserves d'énergie suffisantes.

Les signes au jour le jour

Si la lune passe par ses quatre phases au cours de sa révolution autour de la Terre, elle traverse aussi l'ensemble des signes du zodiaque. Elle reste deux ou trois jours environ dans chacun d'entre eux.

Comme nous l'avons déjà indiqué en introduction, les différents signes du zodiaque marquent d'une empreinte spécifique les effets de la Lune, ce qui oriente l'action des différentes phases lunaires dans une direction très précise – partie du corps, type de végétal, température et hygrométrie – et leur donne une qualité bien spécifique

Les effets des différents signes

Quand on cherche à découvrir et utiliser l'action de la Lune dans son ensemble, on ne doit pas négliger les effets des différents signes du zodiaque. Dans les pages qui suivent, ces derniers sont listés de façon claire pour chacun des douze signes et pour chaque domaine de la vie.

Pour utiliser au mieux les effets de la Lune, chaque phase est également mentionnée – du moins lorsqu'elle a une importance décisive. En effet, ce sont les signes du zodiaque qui régissent les événements, les phases lunaires ayant alors une signification moindre.

Vous trouverez les heures exactes du passage de la Lune dans chaque signe du zodiaque sur un calendrier lunaire ou – de façon légèrement simplifiée mais avec suffisamment de précision – sur les tableaux figurant en annexe et qui couvrent la période de 2002 à 2012.

Découvrir et savoir parfaitement utiliser les effets de la Lune exige un bon sens de l'observation et beaucoup d'expérience.

N'oubliez surtout jamais ce que nous avons déjà évoqué ailleurs dans cet ouvrage, à savoir que les effets d'un signe ne disparaissent pas de façon brutale au moment où la Lune change de signe. Ils s'estompent progressivement au fur et à mesure que les effets du signe suivant se font sentir.

Lune en Bélier

Vitalité Croissante
Élément Feu
Partie végétale Fruit
Alimentation Protéines
Qualité élémentaire Chaud
Partie du corps Tête, visage
Système organique Organes sensoriels
Sexe Masculin

Positions de la Lune

Nouvelle lune en Bélier : avril
Lune montante en Bélier : octobre à avril
Pleine lune en Bélier : octobre
Lune descendante en Bélier : avril à octobre

Tonalité du signe

Forte volonté de s'imposer, exaltation, spontanéité et capacité à s'enthousiasmer : ces éléments sont la marque du Bélier. On a un besoin d'activité qui donne envie d'essayer des choses nouvelles et de mettre son courage à l'épreuve. Mais on risque alors de tout vouloir faire en même temps et de ne pas prendre suffisamment en compte les autres.

Tendance météo

Suivant la saison, les jours du Bélier sont relativement chauds et secs. En été, la tendance est plus orageuse ces jours-là. Si la nouvelle lune et la pleine lune sont en Bélier, il faut s'attendre à un rapide changement de temps.

Santé

La tête (cerveau) et le visage (yeux, nez) exigent une attention particulière en Bélier. Tout ce qui est agréable à cette partie du corps procure un bien-être particulier ; tout qui lui est désagréable est particulièrement nocif. Les maux de tête et les migraines sont plus fréquents – les personnes qui y sont sujettes ont intérêt à renoncer au café et au chocolat.

Ce que l'on peut faire

Journée de jeûne pour se désintoxiquer et se purifier ●
Cueillir, faire sécher et ensacher les plantes médicinales (fruits) ☾

À éviter

Consommation accrue de friandises et excitants
Intervention chirurgicale au niveau de la tête, des yeux ou du nez

Une alimentation saine

En Bélier, les effets de la Lune se font sentir au niveau des protéines. Notre organisme absorbe et exploite de façon optimale toutes les protéines présentes dans les aliments. Mais si vous avez des problèmes de digestion ou de métabolisme, faites plutôt preuve de retenue ces jours-là, pour éviter un apport trop important en protéines.

Aliments conseillés

Outre les aliments riches en protéines, mettez à votre menu des légumes et des fruits rouges, ainsi que des plats très épicés.
Fruits : airelles, cerises, citrons, fraises, figues, griottes, groseilles rouges ou à maquereaux, quetsches.
Légumes : haricots d'Espagne, lentilles, petits pois, poivrons, tomates.
Viande : agneau, chèvre, lapin, poulet, veau.
Produits laitiers : fromage frais, fromage de chèvre, lait entier, yaourt, œufs.
Épices : chili, piment fort, poivre, Tabasco.

Soins corporels

En Bélier, tous les soins touchant à la tête (surtout la partie située entre le nez et le haut de la tête)

En Bélier, le besoin d'activité, l'envie d'essayer des choses nouvelles et de prouver son courage prédominent. Mais on observe aussi une tendance à rechercher les conflits.

ont des effets particulièrement bénéfiques. Les soins des cheveux, du cuir chevelu, des yeux et du visage en font partie.

Ce que l'on peut faire

Bains aphrodisiaques ○◐
Sauna ◐
Manucure et pédicure ◐
Masque nourrissant et raffermissant pour le visage ◑
Massages énergisants ◑
Nettoyage en profondeur de la peau ◐
Massage relaxant du visage et du cuir chevelu ◐
Traitement des cors ◐
Épilation ◐

À éviter

Bains de soleil prolongés ◑

Travaux ménagers

Le Bélier est synonyme de chaleur. En lune montante, la période est propice aux travaux de nettoyage, à l'aération des pièces et au stockage d'aliments en tout genre.

Ce que l'on peut faire

Aérer longuement les pièces et les lits ◐
Faire les vitres ◐
Congeler des aliments
Faire des conserves de fruits
Cuire au four
Laver les planchers et les sols ◐
Nettoyer le cellier ◐
Stocker des provisions ◐
Se débarrasser des moisissures et de l'humidité ◐

À éviter

Laisser la friture sans surveillance
Nettoyer les entourages de fenêtres ◑
Faire des travaux de peinture
Planter ou rempoter les plantes d'intérieur et les jardinières ◐
Fertiliser les plantes d'intérieur et les jardinières

En Bélier, la qualité des protéines est particulière. La viande, le poisson et les produits laitiers ont des effets plus nets sur la force musculaire et les organes sensoriels.

Construction et bricolage

Le Bélier est un signe sec et chaud. C'est la raison pour laquelle ces jours-là conviennent pour diverses activités, en particulier en lune descendante.

Ce que l'on peut faire

Badigeonner les façades ☾

À éviter

Couvrir un toit de chaume ou de bardeaux ☽
Mise en place d'une installation d'eau ou de chauffage

Jardinage

Le Bélier est un signe « fruits » sec et chaud, pas particulièrement fertile ; la période est donc moins adaptée pour semer et planter. C'est en revanche une période où la maturation et la germination sont stimulées, ce qui en fait un bon moment pour les récoltes

Ce qui est conseillé

Greffage des arbres fruitiers ☽
Taille des arbres fruitiers ☾
Plantation des arbustes à petits fruits ☽
Taille des haies ☾
Récolte des fruits et légumes
Fertilisation des plantes fruits ☾

À éviter

Transplanter ou rempoter les plantes
Mise en tas du compost
Retourner et ameublir le sol ☾

Agriculture et élevage

Ce qui est conseillé

Semer les céréales ☽
Fertiliser les céréales ○☾
Récolter les céréales ☾
Récolter et rentrer les pommes de terre ☾
Planter les pieds de vigne ☽
Récolter le raisin
Entretien des sabots et des griffes ☾

La lune descendante en Bélier, signe de Feu, est une période propice aux travaux de nettoyage et à la mise en conserve des fruits.
Les jours du Bélier sont propices aux négociations commerciales. Assister aux ventes aux enchères peut aussi se révéler intéressant.

Rentrer le foin
Transformer le lait

À éviter

Planter les pommes de terre
Décorner les animaux

Vie professionnelle

Les jours du Bélier sont propices au démarrage de nouveaux projets. La ténacité et l'efficacité sont stimulées. Mais le risque de manquer son objectif existe aussi.

Ce qui marche bien

Nouer de nouvelles relations
Mener des négociations
Conclure des contrats ☽
Discussions commerciales ☽
Vendre ☾
Assister à une vente aux enchères ☽
Démarrer dans un nouveau poste
Demander une augmentation de salaire ☽
Entretien d'embauche ☾

Ce qui marche moins bien

Activités créatives

Vie sentimentale

En Bélier, on va facilement « droit au but ». Mais on pense alors plutôt à soi et à ses propres intérêts, le couple souffrant alors de l'égoïsme de chacun.

Ce qui fait du bien

Faire de nouvelles connaissances
Flirt passionné
Nuits agitées
Relation d'un soir
Mise au point

Ce qui ne va pas

Irritabilité
Égoïsme
Capacité d'adaptation limitée

Loisirs et détente

Quand la Lune se trouve en Bélier, l'heure est au sport, au jeu et à l'aventure. On se sent plus apte à relever des défis et on

---

Les jours du Bélier sont des jours « fruits » ; ils sont donc propices à l'entretien des légumes fruits, des fruits et des céréales. Ils sont également conseillés pour la récolte des légumes, des pommes de terre et des fruits.

aborde les choses avec détermination et assurance.

Ce que l'on peut faire

Excursion
Pique-nique
Commencer un voyage
Aller danser ☾
Faire du sport ☾

Ce qui marche moins bien

Manque de tolérance
Moindre résistance au stress

Lune en Taureau

Vitalité Croissante
Élément Terre
Partie végétale Racine
Alimentation Sel
Qualité élémentaire Froid
Partie du corps Mâchoires, cou, vertèbres cervicales
Système organique Circulation sanguine
Sexe Féminin

Positions de la Lune

Nouvelle lune en Taureau : mai
Lune montante en Taureau : novembre à mai
Pleine Lune en Taureau : novembre
Lune descendante en Taureau : mai à novembre

Tonalité du signe

Le Taureau est placé sous le signe de la persévérance. Une fois que l'on a obtenu ce que l'on voulait, on fait tout pour le conserver. On est plutôt réticent face aux changements. Les décisions que l'on prend reposent souvent sur une base solide et on revient difficilement en arrière. Alors réfléchissez bien !

Tendance météo

Le Taureau est un signe de froid. On le remarque souvent à la saison chaude. Si des nuages viennent obscurcir le ciel, la terre se rafraîchit très vite et on a l'impression qu'elle est relativement froide.

Santé

En Taureau, les dents, les mâchoires, les oreilles, les cervicales, le larynx et la thyroïde exigent une attention particulière. Le risque de pharyngite, d'otite, de rhume et d'enrouement est plus élevé. Alors habillez-vous en conséquence ! Par ailleurs, le bruit est ressenti comme particulièrement gênant en Taureau.

Ce que l'on peut faire

Massages relaxants et revigorants des muscles entourant les cervicales
Mesures visant à renforcer le système immunitaire ☽
Tisanes d'orties pour purifier le sang ☾

À éviter

Intervention chirurgicale dans la région du corps évoquée plus haut
Traitement dentaire

Une alimentation saine

En Taureau, l'action de la Lune influe sur la qualité du sel. Le sel de cuisine que l'on ajoute aux plats est particulièrement bien absorbé et assimilé par l'organisme. Ceux qui ont un régime pauvre en sel (hypertendus par exemple) doivent être extrêmement prudents en Taureau.

Aliments conseillés

Outre les aliments contenant du sel, mettez également au menu des légumes verts, des légumes racines ou des plats auxquels

---

Attention aux rhumes et inflammations ! Évitez les traitements au niveau des dents et des mâchoires. En Taureau plus qu'à d'autres moments, le bruit est ressenti comme une gêne. Ce sont des jours propices aux massages relaxants et revigorants.

vous aurez ajouté des herbes aromatiques.

Légumes : asperge, betterave rouge, carotte, chou-rave, ciboulette, échalote, oignon, pomme de terre, poireau, salsifis.

Épices et herbes aromatiques : basilic, cannelle, clou de girofle, coriandre, noix de muscade, origan, paprika doux, romarin.

Soins corporels

En Taureau, les soins touchant à la partie basse de la tête et à la région du cou sont particulièrement efficaces, qu'il s'agisse par exemple de l'entretien de la bouche et des dents, ou encore de traitements antirides ou de massages au niveau du menton et du cou.

Ce que l'on peut faire

Traitement des ongles incarnés ☽
Épilation ☾
Balnéothérapie
Préparation et application de pommades
Nettoyage en profondeur de la peau ☾

À éviter

Bains stimulants

Travaux ménagers

Les jours du Taureau sont synonymes de froid. Ils sont moins propices à la plupart des travaux ménagers – surtout en lune montante. Ils sont toutefois appropriés pour le stockage ou la mise en conserve des légumes racines et des pommes de terre.

Ce que l'on peut faire

Mise en conserve des légumes racines
Nettoyage à sec des sols
Cirer les chaussures ☾
Faire les poussières ☾

À éviter

Fabrication du beurre
Faire des confitures ☾

En Taureau, on se laisse plus facilement aller aux plaisirs d'un repas copieux et riche – attention aux kilos en trop !

Construction et bricolage

Pour tous les travaux consistant à assembler solidement différents matériaux minéraux, choisissez le Taureau.

Ce que l'on peut faire

Couler le béton et le ciment ◐
Réalisation ou reprise d'un enduit au mortier
Travaux de peinture ◐

Jardinage

Le Taureau est un signe «racines» humide et froid, très fertile, au cours duquel on sème et on plante principalement les légumes racines.

Ce qui est conseillé

Planter ce qui doit pousser lentement mais rester longtemps en terre
Récolter ce que l'on veut stocker
Mise en conserve des légumes racines
Mise en tas du compost ◐

À éviter

Faire des confitures et des gelées
Déplacer ou rempoter des plantes
Tailler les arbres fruitiers et ornementaux

Agriculture et élevage

Ce qui est conseillé

Planter les pommes de terre ◐
Butter les pommes de terre ◑
Lutte contre les nuisibles souterrains ◐
Entretien des sabots et des griffes ◐
Mettre de la litière propre au bétail

Vie professionnelle

Les jours du Taureau sont propices au règlement des questions financières et de toutes celles qui touchent au patrimoine personnel.

Ce qui marche bien

Commencer dans un nouveau poste ○

En Taureau, la lune montante est une période idéale pour semer ou planter les légumes racines.

Demander une augmentation de salaire ☽
Prévisions budgétaires ☽
Régler les questions financières ☽
Achats importants
Vendre ☽
Achats immobiliers ☽
Régler les questions d'impôts ☽

Vie sentimentale

En Taureau, c'est avant tout le couple qui domine. Le besoin de contact physique est important, mais on n'atteint généralement pas des sommets en matière de vie sexuelle. Comme on a envie de préserver et d'enrichir les acquis, les accès de jalousie ne sont pas exclus.

Ce qui fait du bien

Faire des projets d'avenir communs
Sensualité raffinée

Loisirs et détente

En Taureau, performance et plaisir se combinent merveilleusement bien. Offrez – à vous et aux autres – une séance shopping ou un bon repas.

Ce que l'on peut faire

Se mettre au vert
Faire de la musique
Aller au restaurant
Faire du shopping
Acheter une voiture ☽
Activités artistiques
Prévoir son budget personnel
Repas en tête à tête

Ce qui marche moins bien

Méditation ☾

Quand la Lune est en Taureau, le calme et l'harmonie règnent. C'est le moment de faire des projets d'avenir en commun !

Lune en Gémeaux

Vitalité Déjà décroissante ; tournant entre vitalité décroissante et croissante
Élément Air
Partie végétale Fleur
Alimentation Lipides
Qualité élémentaire Lumineux
Partie du corps Épaules, bras, mains
Système organique Glandes
Sexe Masculin

Positions de la Lune

Nouvelle lune en Gémeaux : juin
Lune montante en Gémeaux : décembre à juin
Pleine lune en Gémeaux : décembre
Lune descendante en Gémeaux : juin à décembre

Tonalité du signe

En Gémeaux, les décisions sont assez difficiles à prendre. On veut tout savoir, on a plein d'idées nouvelles mais on les laisse vite tomber. Même les liens que l'on tisse à cette période ne sont souvent guère durables. On court le risque de vouloir tout en même temps et par là même de se disperser.

Tendance météo

Les jours du Gémeaux sont synonymes de lumière. Même quand les nuages masquent le soleil, on a une impression de clarté et de luminosité. Ceux qui conduisent ou pratiquent des sports d'eau doivent s'attendre à être plus éblouis que d'habitude. N'oubliez pas vos lunettes de soleil ! Il n'est pas rare que le temps change brusquement quand la Lune est en Gémeaux.

Santé

En Gémeaux, les épaules, les bras, les mains et les bronches nécessitent une attention particulière. Tous les soins concernant cette région, qu'il s'agisse

---

En Gémeaux, la curiosité domine. On a envie de rencontrer d'autres gens, de faire de nouvelles expériences et d'avoir de nouvelles sensations. Même si cela peut être intéressant et excitant, attention de ne pas vouloir tout à la fois car vous risquez de ne pas aboutir à grand-chose.

de soigner ou d'entretenir, sont particulièrement efficaces en cette période ; celle-ci est en revanche très défavorable pour tout ce qui peut nuire à cette partie du corps. Pour ceux qui sont sensibles, attention aux poussées de rhumatismes quand la Lune traverse les Gémeaux. Pensez à garder cette partie du corps bien au chaud !

Ce que l'on peut faire

Gymnastique et massages visant à assouplir les épaules ◐
Journée de jeûne pour se purifier et se désintoxiquer ○
Démarrer une cure ou un séjour de repos ◑
Traitement des cors et des verrues ◐
Traitement dentaire ◐

À éviter

Intervention chirurgicale sur la partie du corps mentionnée plus haut
Efforts physiques ○

Une alimentation saine

En Gémeaux – comme dans les autres signes «fleurs» – la Lune agit sur la qualité des graisses et des huiles alimentaires. Ces nutriments essentiels sont très bien absorbés par l'organisme, qui les assimile de façon optimale. Il se peut donc très bien que l'on ait alors envie d'aliments gras et qu'ils nous réussissent très bien. Mais pour ceux qui doivent limiter les lipides, parce qu'ils ont trop de cholestérol ou qu'ils ne veulent pas prendre de poids, c'est justement le moment où il faut éviter les aliments riches en lipides.

Aliments conseillés

En Gémeaux, les plats frits, rôtis ou grillés semblent particulièrement délicieux.
Légumes : artichaut, brocoli, céréales (orge, avoine, blé), chou-fleur.
Viande : gibier, oie, porc.

Les personnes sujettes aux rhumatismes doivent être très prudentes quand la Lune est en Gémeaux car cette affection connaît alors des poussées. Il est donc impératif de bien se couvrir aux endroits touchés!

Épices : moutarde, safran, sésame.
Autres : huile de ricin, huile de germe de blé, cacao, pâtes, noix.

Soins corporels

En Gémeaux, le programme de soins concernera essentiellement la région des épaules, les bras et les mains. Manucure, bains, massages et gymnastique sont au programme ! Mais le mieux que l'on puisse faire ces jours-là pour être encore plus beau et se sentir bien, ce sont des longues promenades au grand air.

Ce que l'on peut faire

Bains stimulants ☽
Massages relaxants ☾

Nettoyage en profondeur de la peau ☾
Se laver les cheveux
Coloration des cheveux ☽

À éviter

Épilation ☽
Traitement des ongles incarnés ☽

Travaux ménagers

Les jours des Gémeaux sont des jours d'air. La lune descendante convient parfaitement pour la plupart des travaux de nettoyage dans la maison. N'oubliez pas de bien aérer !

Ce que l'on peut faire

Grand ménage ☾
Nettoyage à l'eau des planchers et des sols ☾
Désinfecter le linge ☾
Nettoyer les rayonnages du cellier et de la cave ☾
Aérer longuement la maison ☾
Se débarrasser des moisissures et de l'humidité ☾
Faire les vitres ☾
Faire des gâteaux ☽
Astiquer les métaux ☾
Imperméabiliser les textiles ☾
Nettoyage à sec ☾
Cirer les chaussures ☾
Travaux de peinture ☾

À éviter

Arroser les plantes d'intérieur et les jardinières
Faire les poussières ☽
Faire des conserves de fruits ☾

Construction et bricolage

Dans ce domaine, le signe des Gémeaux est un signe d'air relativement neutre.

Ce que l'on peut faire

Creuser des fondations ☾
Réalisation ou reprise d'un enduit au mortier ☾
Badigeonner les façades☾
Poser une toiture en tuiles ☾
Couvrir un toit de chaume ou de bardeaux ☾
Vitrage et installation des fenêtres en bois
Travaux de peinture en tout genre ☾

À éviter

Mise en place d'une installation d'eau ou de chauffage ☾
Recherche d'une source ou d'une nappe d'eau souterraine et constructions hydrauliques

Jardinage

Les Gémeaux sont un signe «fleurs», de lumière et d'air, pas très fertile, au cours duquel on sèmera ou plantera uniquement les plantes ou les fleurs grimpantes.

Ce qui est conseillé

Semer ou planter les plantes grimpantes ☽
Tailler les rosiers ☾
Lutter contre les nuisibles s'attaquant aux parties aériennes des plantes ☾
Semer ou mettre en place les plantes à fleurs ☽
Fertiliser les plantes à fleurs ☾
Apporter du phosphore ☾

À éviter

Arroser ou irriguer les plantes
Tailler les arbres fruitiers
Retourner et ameublir la terre ☾
Récolter et stocker les fruits et les légumes

Agriculture et élevage

Ce qui est conseillé

Faire les foins ☾
Butter les pommes de terre ☽

Il est préférable d'éviter d'arroser les plantes d'intérieur en Gémeaux car cela risque d'attirer les nuisibles.

Lutter contre les nuisibles souterrains ☾
Nettoyer les étables et les écuries ☾
Transformer le lait

À éviter

Arroser et irriguer
Mettre de la litière propre au bétail
Rentrer la paille

Vie professionnelle

Quand la Lune est en Gémeaux, c'est le moment d'étendre son réseau de relations commerciales et d'entretenir les relations d'affaires que l'on a déjà. Mais il faudra veiller à ce que les discours soient rapidement suivis d'actes.

Ce qui marche bien

Apprendre
Écrire ☾
Régler les questions juridiques
Discussions commerciales ☽
Multiplier les contacts
Vendre ☾
Commencer un voyage d'affaires

Vie sentimentale

Transparence et sincérité dans le couple sont particulièrement importants en Gémeaux. La période est donc propice aux discussions intenses destinées à rapprocher deux êtres.

Ce qui fait du bien

Consolider les relations amicales
Faire de nouvelles connaissances

La lune décroissante en Gémeaux est une période propice pour semer ou planter les légumes racines lorsque l'on n'arrive pas à le faire en lune descendante.
Les jours des Gémeaux sont placés sous le signe de la confiance et de la compréhension. C'est le moment d'approfondir les relations avec ses amis et de nouer de nouvelles amitiés.

Loisirs et détente

Le signe des Gémeaux est placé sous le thème « Communication et sociabilité ». Au programme des réjouissances : discussions en famille, un peu de ragots et de potins au café avec les copains, mais aussi un bon bouquin dans un fauteuil confortable.

Ce que l'on peut faire

Partir pour un voyage de courte durée
Faire la fête
Aller au théâtre
Aller au restaurant
Faire du sport ☾
Faire du vélo ☾
Faire du footing
Rendre visite aux amis et à la famille
Écrire des lettres ☾
Lire
Bricoler ☾

Lune en Cancer ♋

Vitalité Décroissante
Élément Eau
Partie végétale Feuille
Alimentation Glucides
Qualité élémentaire Humide
Partie du corps Poumons, estomac, foie, vésicule
Système organique Système nerveux
Sexe Féminin

Positions de la Lune

Nouvelle lune en Cancer : juillet
Lune montante en Cancer : janvier à juillet
Pleine lune en Cancer : janvier
Lune descendante en Cancer : juillet à janvier

Tonalité du signe

En Cancer, les sentiments peuvent très bien prendre le pas sur la raison. On recherche le calme et la sécurité, l'harmonie et la compagnie des autres. La sensibilité peut facilement se muer en hypersensibilité.

Tendance météo

Les jours du Cancer sont des jours

d'eau. Une tendance à une légère augmentation des précipitations est probable. L'humidité de l'air et du sol est plus importante que les jours qui précèdent ou qui suivent. La rosée est plus abondante sur les prairies et les pâturages.

Santé

En Cancer, les poumons, l'estomac, le foie et la vésicule exigent une attention particulière. Tout ce que l'on fait pour soigner ou entretenir ces parties du corps est très efficace ; tout ce qui peut nuire à ces organes est particulièrement déconseillé pendant ces jours-là.
Les erreurs alimentaires se font davantage sentir en Cancer – les renvois désagréables et les aigreurs d'estomac doivent vous alerter. Il est préférable pour ceux sont sensibles de ce côté de s'en tenir à des repas légers quand la Lune est en Cancer (voire même avant).

Ce que l'on peut faire

Mesures destinées à renforcer le système immunitaire ☽
Cure de purification ou d'amaigrissement ☾
Massages revigorants ☽

À éviter

Produits qui procurent une fausse sensation de bien-être – surtout l'alcool
Trop de graisses
Intervention chirurgicale sur l'une des parties du corps mentionnées plus haut

Une alimentation saine

En Cancer – tout comme les autres jours «feuilles» – l'action de la Lune renforce la qualité des glucides. L'organisme a alors plus de facilités à les absorber et à les assimiler. Mais si votre métabolisme est déficient ou que vous avez des problèmes de poids, faites preuve de retenue.

Les jours du Cancer – surtout de juillet à janvier – conviennent bien pour les jeûnes et les cures destinées à purifier l'organisme. C'est aussi le bon moment pour se détendre ! Attention à l'abus d'alcool !

Aliments conseillés

Quand la Lune traverse le Cancer, il est conseillé de consommer, outre les aliments riches en glucides, des légumes contenant beaucoup d'eau et des produits de la mer en tout genre.

Fruits et légumes : aubergine, chou-rave, épinards, grains de blé vert, laitue, maïs, melon, oseille, potiron.

Poissons, fruits de mer : huîtres, homard, moules, poissons de mer.

Autres : miel, sirop d'érable, sucre roux.

Soins corporels

En Cancer, la Lune a principalement des effets sur les organes internes ; par conséquent, une alimentation saine et équilibrée constitue le meilleur élixir de beauté qui soit. Néanmoins, l'eau utilisée de diverses façons procure des trésors de bien-être.

Ce que l'on peut faire

Bains apaisants
Bains relaxants ◐
Nettoyage en profondeur de la peau ◐

À éviter

Se laver les cheveux
Se faire couper les cheveux
Gommages
Bains de soleil prolongés

Travaux ménagers

Les jours du Cancer sont des jours d'eau. En lune descendante, ils sont propices au nettoyage à l'eau – surtout en ce qui concerne le linge. L'aération de la maison et de la cave doit être réduite au minimum ces jours-là.

Ce que l'on peut faire

Fertiliser les plantes d'intérieur et les jardinières ○
Arroser les plantes d'intérieur et les jardinières
Ménage ◐
Lessives ◐
Retirer les taches ◐
Nettoyage à sec ◐

Évitez dans la mesure du possible de vous faire couper les cheveux ou de les laver quand la Lune traverse le Cancer.

À éviter

Cuire au four
Mettre en sac ou en conserve, stocker
Transformer le lait
Faire les vitres ☽
Ranger les vêtements ☽
Laver les planchers
Se débarrasser des moisissures et de l'humidité
Aérer longtemps
Travaux de peinture

Construction et bricolage

Le Cancer, comme tous les signes d'eau, a une grande influence dans ce domaine : elle est parfois positive, mais souvent aussi négative.

Ce que l'on peut faire

Travaux de drainage ☽
Mise en place d'une installation d'eau ou de chauffage
Rechercher une source ou une nappe d'eau souterraine, constructions hydrauliques ☽

À éviter

Réalisation ou reprise d'un enduit au mortier
Badigeonner les façades
Poser une toiture ☽
Déplacer un plancher
Vitrer et poser les fenêtres
Travaux de peinture en tout genre

Jardinage

Ce signe « feuilles » est chaud et humide, et extrêmement fécond – sans doute le plus fécond de tous. Les jours du Cancer sont donc généralement les meilleurs pour semer et planter. Ils sont également favorables pour l'arrosage et la fertilisation, mais pas pour les récoltes, car les produits risquent ensuite de s'abîmer très vite.

Ce qui est conseillé

Planter diverses espèces de choux ☾
Semer ou planter les légumes feuilles ☽
Planter la laitue ☾

Bon nombre d'autres activités sont déconseillées en Cancer : congélation des aliments, fabrication du beurre, séchage des fruits et des herbes, cirage des chaussures.

Planter les asperges ◐
Mise en tas du compost ◐
Semer ou mettre en place
les engrais verts ◐
Arroser ou irriguer les plantes
Fertiliser les fleurs ◐
Tondre la pelouse lorsqu'on veut
qu'elle repousse vite ◑
Lutter contre les nuisibles
s'attaquant aux parties aériennes
des plantes ◐

À éviter

Semer ou planter des plantes
qui doivent rapidement prendre
de la hauteur
Tailler les arbres fruitiers
(surtout pas à la pleine lune !)
Greffer les végétaux
Récolter, stocker
et faire des conserves

Agriculture et élevage

Ce qui est conseillé

Irriguer et arroser
Lutter contre les nuisibles
s'attaquant aux parties aériennes
des plantes ◐
Nettoyer les écuries
et les étables

À éviter

Semer les céréales◐
Récolter les céréales ◑
Faire les foins ◑
Récolter et stocker les pommes
de terre
Sevrer les veaux ○
Mettre de la litière propre
au bétail
Mettre le bétail au pré

Vie professionnelle

Les jours du Cancer favorisent les relations de confiance avec les collègues de travail et les partenaires commerciaux ainsi que la réalisation d'affaires qui seront profitables à tout le monde.

Ce qui marche bien

Travaux nécessitant beaucoup
de doigté
Communication, contacts

Ce qui marche moins bien

Apprendre ◐
Faire de nouveaux projets ◐
Conclure des contrats ◐
Régler les questions
financières ◐
Vendre

Vie sentimentale

Quand la Lune est en Cancer, le besoin de sécurité et de proximité est particulièrement net. On apprécie pour assouvir celui-ci un cadre rassurant, comme une soirée aux chandelles à la maison, avec un bon repas et un verre de vin.

Ce qui fait du bien

Tendresse
Resserrer les liens familiaux
Vie sexuelle pleine de chaleur

Loisirs et détente

En Cancer, rien de tel que de se mettre au vert ou s'installer au bord de l'eau. Si, contre toute attente, vous n'avez pas envie de cela, vous pouvez toujours briquer votre voiture ou tout simplement rêver à votre prochain voyage.

Ce que l'on peut faire

Balade au bord de l'eau
Natation
Faire de la musique
Restaurant en tête à tête
Couture ou décoration en tissu
Cuisiner
Réaménager son logement
Bichonner sa voiture

Tout ce que l'on récolte en Cancer doit être destiné à une consommation immédiate. Cela est valable non seulement pour les fruits et légumes, mais aussi pour les herbes et les plantes médicinales.
En Cancer, gâtez votre partenaire. C'est le moment de l'emmener dîner ou de rendre visite ensemble à de bons copains.

Lune en Lion ♌

Vitalité Décroissante
Élément Feu
Partie végétale Fruit
Alimentation Protéines
Qualité élémentaire Chaud
Partie du corps Cœur, circulation sanguine, pression artérielle
Système organique Organes des sens
Sexe Masculin

Positions de la Lune

Nouvelle lune en Lion : août
Lune montante en Lion : février à août
Pleine lune en Lion : février
Lune descendante en Lion : août à février

Tonalité du signe

En Lion, on est généralement plein de courage. La confiance en soi est renforcée, mais avec elle aussi la tendance à se mettre en avant et à revendiquer ce qui est à soi. On peut profiter à fond de tout ce qui procure du plaisir et comporte de l'action ; mais on doit aussi permettre à son prochain d'en faire autant.

Tendance météo

Les jours du Lion sont – en fonction des saisons, bien évidemment – particulièrement chauds et secs. En été, la tendance orageuse est toutefois plus marquée, celle-ci pouvant s'accompagner de fortes pluies. Quand la nouvelle lune ou la pleine lune sont en Lion, il n'est pas rare de voir le temps changer.

Santé

Le cœur, la circulation sanguine, le diaphragme et le dos doivent faire l'objet d'une attention particulière quand la Lune est en Lion. Ces jours-là, les problèmes de dos et les troubles de la circulation peuvent devenir embêtants. En lune montante – surtout à proximité de la pleine lune – l'agita-

Grande confiance en soi et créativité vont de pair quand la Lune traverse le Lion. C'est le moment de s'attaquer avec audace à la réalisation de nouveaux projets ! Mais sans être pour autant présomptueux !

tion et les troubles du sommeil sont très fréquents.

Ce que l'on peut faire

Commencer par perdre ses mauvaises habitudes (tabac par exemple) ○
Boire une tisane d'ortie pour purifier le sang et l'organisme ☾
Traitement des cors, verrues et ongles incarnés ☾
Traitement dentaire ☾

À éviter

Intervention chirurgicale au niveau de la région du corps mentionnée plus haut
Vaccins ☽

Une alimentation saine

En Lion, la Lune influe sur la qualité des protéines. Notre organisme est alors en mesure d'absorber et d'assimiler de façon optimale toutes les protéines apportées par notre alimentation. Mais les personnes souffrant de troubles digestifs ou métaboliques doivent faire preuve de retenue et ne pas consommer trop de protéines quand la Lune est en Lion.

Aliments conseillés

Outre les aliments riches en protéines, les légumes et les fruits rouges, on privilégiera les choses exceptionnelles, les bonnes choses.
Fruits et légumes : ananas, abricot, cerise, coing, framboise, orange, pamplemousse, raisin, légumineuses.
Viande, poisson et fruits de mer : dinde, gibier, caviar, crevettes, langouste, truite.

Soins corporels

En Lion, l'objectif de votre programme de soins doit être la forme – physique et psychique. Cela passe par le sport, la gymnastique et beaucoup d'exercice en plein air. Pendant et après l'exercice, il faut beaucoup boire – de préférence de l'eau ou une tisane aux fruits sans sucre.

Ce que l'on peut faire

Se faire couper les cheveux quand on veut qu'ils repoussent lentement mais en épaississant ☾
Se faire couper les cheveux

quand on veut qu'ils repoussent vite ou qu'on veut les avoir longs rapidement ☽
Bains aphrodisiaques ● ☾
Sauna ☾
Se laver les cheveux
Préparer des sachets de plantes ☾

À éviter

Bains de soleil prolongés

Travaux ménagers

Les jours du Lion sont des jours chauds dont la qualité est très marquée. Ils sont par conséquent indiqués pour les travaux de nettoyage à sec (en lune descendante) et pour la mise en conserve des fruits et des légumes fruits.

Ce que l'on peut faire

Aérer longtemps
Nettoyer les planchers et sols avec une serpillière humide ☾
Faire les vitres ☾
Nettoyer la porcelaine ☾
Nettoyer les rayonnages du cellier
Stocker des provisions ☾
Mettre en conserve ou congeler les fruits
Faire des gâteaux
Cirer les chaussures ☾
Nettoyage à sec ☾

À éviter

Imperméabilisation des textiles ☽
Traiter les taches ☽
Décaper et décolorer ☽
Nettoyer les entourages de fenêtres ☽

Construction et bricolage

Bien que le Lion soit un signe sec, les jours du Lion ne conviennent pas forcément pour tous les travaux car ils ne sont pas seulement secs mais aussi très chauds.

En Lion, nous vous conseillons de manger des aliments riches en protéines accompagnés de beaucoup de fruits frais et de légumes fruits. N'oubliez pas de boire beaucoup !

Ce que l'on peut faire

Démarrer un chantier
de construction
Badigeonner les façades ☾

À éviter

Couler du béton ou du ciment
Reprendre un enduit ☽ ●
Fabrication et pose d'une charpente
Couvrir un toit de chaume ☽
Pose des parquets et lambris
Travail des métaux
Mise en place d'une installation d'eau ou de chauffage ☾
Rechercher une source ou une nappe d'eau souterraine, constructions hydrauliques

Jardinage

Le Lion est un signe «fruits», chaud et sec, pas très fécond ; quand la Lune est en Lion, on se contentera donc essentiellement de semer les céréales et le gazon. Ce n'est pas le moment de tondre sa pelouse ou de déterrer les plantes et les buissons qui ne font plus de nouvelles branches.

Ce qui est conseillé

Faire des conserves de fruits
Cueillir les herbes
Tailler les arbres fruitiers ☾
Semer le gazon ☽
Greffer les arbres fruitiers ☽
Planter les fraisiers ☽

À éviter

Apporter de l'engrais synthétique
Retourner et ameublir le sol ☾
Récolter ou cueillir les fruits
et légumes
Désherber ☽

Agriculture et élevage

Ce qui est conseillé

Semer les céréales ☽
Récolter les céréales
et les stocker ☾
Planter la vigne ☽
Saillies ☽
Nettoyer les étables
et les écuries
Transformation du lait

Si vous aérez longtemps quand la Lune traverse le Lion, veillez bien à ce que l'air reste suffisamment humide dans les pièces.

À éviter
Butter les pommes de terre ◐
Apporter de l'engrais synthétique
Sevrage des veaux ●
Mettre de la litière propre au bétail
Mettre le bétail au pré

Vie professionnelle
Les jours du Lion sont propices à la réalisation de projets audacieux nécessitant une certaine confiance en soi. Mais attention : vous risquez aussi de sous-estimer un risque éventuel ! La volonté ne suffit pas à elle seule pour atteindre un but.

Ce qui marche bien
Entretien d'embauche ◐
Activités créatives
Apprendre ◐
Vendre

Vie sentimentale
Quand la Lune est en Lion, l'amour est sous le signe de la passion. C'est le moment où l'on réalise ses vœux les plus secrets. Laissez-vous prendre dans cette ambiance : l'enthousiasme peut accroître encore la passion.

Ce qui fait du bien
Flirter, séduire et conquérir
Ambiance romantique
Parfums raffinés
Tendresse

Ce qui ne va pas
Méfiance, jalousie

Loisirs et détente
Adieu l'ennui, vive les activités excitantes. Aventure, sport et jeu sont au rendez-vous des jours où la Lune traverse le Lion. L'es-

---

Même si les jours du Lion ne sont par particulièrement propices aux semis et aux plantations en général, ils sont parfaits pour semer le gazon. Il faudra néanmoins veiller à ce que la surface engazonnée reste suffisamment humide.

Quand la Lune traverse le Lion, surtout en lune montante, la résistance au stress est moindre, et elle s'amoindrit encore à l'approche de la pleine lune.

sentiel est de trouver ce qui procurera un plaisir maximum.

Ce que l'on peut faire

Pique-nique
Faire la fête
Aller danser
Aller à l'opéra ou au concert
S'intéresser à l'art moderne
Acheter une voiture
Faire du sport ◐
Changer d'appartement ○

Ce qui marche moins bien

Tendance à dépenser trop
Cuisiner ☽
Rêver, méditer ◐

Lune en Vierge ♍

Vitalité Décroissante
Élément Terre
Partie végétale Racine
Alimentation Sel
Qualité élémentaire Froid
Partie du corps Métabolisme, digestion
Système organique
Circulation sanguine
Sexe Féminin

Positions de la Lune

Nouvelle lune en Vierge : septembre
Lune montante en Vierge :
mars à septembre
Pleine lune en Vierge : mars
Lune descendante en Vierge :
septembre à mars

Tonalité du signe

Il peut difficilement être question de passion quand la Lune est en Vierge. Ordre, sécurité et calcul froid sont les maîtres mots, de même que le sens du devoir et le sentiment de responsabilité – que ce soit au niveau de la vie professionnelle ou familiale ou de la santé. Mais on sait que les jours de la Vierge ne sont pas synonymes de grandes actions.

Tendance météo

On a souvent une impression de froid quand la Lune est en Vierge. Même si le temps est chaud, le sol reste relativement froid et l'air se refroidit assez vite le soir.

Santé

Le système digestif, le pancréas et la rate sont très sollicités quand la Lune traverse la Vierge. Tout ce que l'on peut faire pour soigner ou entretenir cette partie du corps est particulièrement efficace ; à l'inverse, tout ce qui peut leur nuire est fortement déconseillé.

Si vous avez des problèmes de digestion, il vaut mieux renoncer aux plats lourds et riches quand la Lune est en Vierge. En revanche, le moment est très propice aux cures visant à purifier ou désintoxiquer l'organisme.

Ce que l'on peut faire

Faire un régime ☾
Commencer une cure ou des séances de rééducation ☽
Bains aphrodisiaques

À éviter

Plats lourds, gras
Intervention chirurgicale dans la partie du corps mentionnée plus haut
Vaccins ☽

Une alimentation saine

Les jours de la Vierge – tout comme les autres jours «racines» – les effets de la Lune s'exercent sur la qualité du sel. Le sel de cuisine que l'on ajoute aux plats est particulièrement bien accepté et assimilé par l'organisme. Mais si vous devez manger peu salé – par exemple en cas d'hypertension artérielle – il vaut mieux être prudent ces jours-là car même en petite quantité, le sel peut alors avoir des effets inattendus.

Quand on a souvent du mal à digérer, mieux vaut manger très léger quand la Lune est en Vierge, et ne pas oublier les fibres ; il est aussi préférable de renoncer si possible totalement aux graisses.

Aliments conseillés

Outre les aliments riches en sel, on conseille essentiellement les légumes racines et les aliments secs.
Légumes : ail, champignons, céleri, fenouil, oignon, panais, pommes de terre.
Viande et poisson : veau, hareng saur.
Épices et herbes : cumin, estragon, gingembre, sauge, thym.
Produits laitiers : fromage blanc, petit-lait.

Soins corporels

Si votre peau est trop sèche, trop grasse ou qu'elle comporte des impuretés, faites une cure de tisanes ou de jus d'ortie pour purifier votre sang ; ce remède est particulièrement efficace les jours de la Vierge, mais vous pouvez aussi faire une cure dans les autres signes de Terre (Taureau, Capricorne).

Ce que l'on peut faire

Permanente
Balnéothérapie ☽

À éviter

Préparation de pommades – remèdes ou cosmétiques
Bains stimulants
Teinture ou décoloration des cheveux

Travaux ménagers

Les jours de la Vierge sont des jours de froid. Ils ne conviennent pas très bien – surtout en lune montante – pour les travaux ménagers.

Ce que l'on peut faire

Fertiliser les plantes d'intérieur et les jardinières ☾
Rempoter les plantes d'intérieur et les jardinières ☽
Aérer brièvement les pièces à vivre et les armoires ☽
Nettoyer les sols à sec ☾
Faire les poussières ☾

Les personnes qui doivent manger peu salé parce qu'elles souffrent d'hypertension doivent redoubler de vigilance quand la Lune est en Vierge.

À éviter
Stocker, mettre en sacs ou en conserve
Fabrication du beurre
Allumer le chauffage en automne ☽

Construction et bricolage
Le signe de la Vierge ne donne pas de tonalité particulière dans le domaine des travaux de construction, quels qu'ils soient. En revanche, ils sont généralement propices aux travaux de réparation dans la maison et le jardin.

Ce que l'on peut faire
Creuser des fondations ☾
Couler du béton ou du ciment ☾
Poser une toiture en tuiles ☾
Poser les revêtements de sol ☾
Travaux de peinture ☾
Badigeonner les façades ☾
Effectuer des petites réparations dans la maison et le jardin ☾

À éviter
Rechercher une source ou une nappe d'eau souterraine, constructions hydrauliques
Mise en place d'une installation d'eau ou de chauffage ☾

Jardinage
La Vierge est un signe «racines», sec et froid, relativement peu fécond, qui favorise néanmoins de nombreux travaux de jardinage. Cela concerne aussi bien la plantation que la transplantation de végétaux, le travail du sol ou la lutte contre les nuisibles.

Ce qui est conseillé
Retourner le sol ☾
Planter les arbres qui doivent devenir très grands ☽
Transplanter les vieux arbres (au printemps ou en automne)
Semer le gazon ☽
Mise en place des boutures
Mise en tas du compost ☾
Fertiliser les plantes ☾

Les jours de la Vierge ne sont certes pas particulièrement féconds, mais ils conviennent à merveille pour presque tous les travaux de jardinage – surtout en lune descendante.

Lutter contre les nuisibles souterrains ◐
Ratisser les feuilles ◐

À éviter
Repiquer les laitues
Semer ou mettre en place les plantes grimpantes ◐
Greffer les arbres fruitiers et les rosiers ◐
Récolter les fruits et les graines

Agriculture et élevage

Ce qui est conseillé
Planter les pommes de terre ◐
Butter les pommes de terre ◑
Fertiliser les plantes ◐
Nettoyer les écuries et les étables
Mettre le bétail au pré
Mettre le fumier en tas ◐

À éviter
Récolter et rentrer les céréales
Sevrer les veaux ○
Mettre de la litière propre au bétail

Vie professionnelle

Les jours de la Vierge sont favorables lorsque l'on veut obtenir les meilleurs résultats avec un minimum de dépenses financières et matérielles. On réfléchit à deux fois avant de dépenser chaque centime.

Ce qui marche bien
Entretien d'embauche ◐
Apprendre
Écrire ◐
Faire des projets de voyage
Démarches administratives
Négociations commerciales ◑
Prévisions budgétaires ◑
Régler les questions financières ◑
Acheter des biens immobiliers ◑
Vendre des biens immobiliers ◐
Placer de l'argent

Ce qui marche moins bien
Activités créatives
Tâches qui nécessitent beaucoup de finesse ◑

Quand la Lune est en Vierge, c'est le moment de mettre en tas le compost et le fumier.

Poser sa candidature
pour un poste

Vie sentimentale

Quand la Lune traverse la Vierge, les deux partenaires se préoccupent davantage d'eux-mêmes, et chacun vit de son côté. Ce n'est pas un problème si on trouve le juste milieu entre distance et proximité.

Ce qui fait du bien

Équilibre parfait entre la proximité physique et la distance

Ce qui ne va pas

Irritabilité
Pruderie et comportement timoré dans la vie sexuelle

Loisirs et détente

Le bon programme quand la Lune traverse la Vierge consisterait pour une fois à vraiment se faire plaisir. On peut par exemple changer la décoration de sa maison, se faire du bien physiquement ou laisser vagabonder son esprit

Ce que l'on peut faire

Se mettre au vert
Faire des courses quand on n'a pas envie de dépenser trop d'argent
Ouvrir un compte d'épargne ☽
Ranger, classer
Se reposer ☽
Faire du yoga

Ce qui marche moins bien

Tendance à critiquer et à rechercher les conflits
Soigner ses relations

Quand la Lune traverse la Vierge, il peut arriver que les sentiments se taisent et qu'une certaine distance s'installe. L'heure n'est alors pas aux discussions paisibles.

Lune en Balance ♎

Vitalité Décroissante
Élément Air
Partie végétale Fleur
Alimentation Lipides
Qualité élémentaire Lumineux
Partie du corps Hanches, reins, vessie
Système organique Glandes
Sexe Masculin

Positions de la Lune

Nouvelle lune en Balance : octobre
Lune montante en Balance : avril à octobre
Pleine lune en Balance : avril
Lune descendante en Balance : octobre à avril

Tonalité du signe

En Balance, il est difficile de prendre des décisions importantes car on ne fait pas preuve d'une grande détermination. En contrepartie, on cherche et on trouve l'harmonie dans les contacts humains et dans le couple. Mais prudence : si cette harmonie est rompue, on a tendance à facilement devenir jaloux !

Tendance météo

Les jours de la Balance donnent souvent une impression de sérénité et de clarté, même si le soleil ne se montre pas trop. L'air a tendance à être relativement peu humide, ce qui donne une impression de sécheresse.

Santé

Les hanches, la vessie et les reins requièrent une attention particulière quand la Lune traverse la Balance. Tout ce que l'on peut faire pour soigner ou entretenir cette partie du corps est alors particulièrement efficace ; en revanche, tout ce qui peut lui nuire est fortement déconseillé. Quand la Lune est en Balance, il vaut mieux protéger toute cette région des refroidissements afin d'éviter le risque d'inflammation au niveau de la vessie ou des

---

Quand la Lune traverse la Balance, on recherche plutôt l'équilibre et l'harmonie. Attention : si l'harmonie est rompue, on a tendance à devenir jaloux.

reins. Pour bien nettoyer ces organes, n'oubliez pas de boire beaucoup ces jours-là – surtout l'après-midi.

Ce que l'on peut faire

Une journée de jeûne pour désintoxiquer et nettoyer l'organisme ●
Faire travailler le bassin
Massages revigorants pour renforcer les muscles ☽

À éviter

Intervention chirurgicale dans la région du corps mentionnée plus haut

Une alimentation saine

En Balance, la Lune a une influence sur la qualité des graisses et des huiles. Les nutriments essentiels sont alors bien absorbés et assimilés de façon optimale par l'organisme. Il se peut donc tout à fait que l'on ait envie de gras ces jours-là. Mais les personnes qui doivent manger maigre, par exemple pour garder un taux de cholestérol normal, devront renoncer aux aliments gras à cette période.

Aliments conseillés

En Balance, on mange volontiers des plats riches en graisse ou préparés avec de la graisse. Ces jours-là, l'œil se régale lui aussi : une belle table et des plats bien présentés seront particulièrement bienvenus.
Fruits et légumes : amande, châtaigne, noisette, pistache, sureau, chou de Bruxelles, chou-fleur, graine de tournesol.
Viande : bœuf, caille, canard.
Autres : beurre, crème fraîche, pâte d'amandes, pavot.

Soins corporels

En Balance, l'esprit et le corps ont besoin d'être stimulés. La solution idéale consiste à faire du sport et des jeux en plein air.

En Balance, l'organisme supporte particulièrement bien les aliments gras. Attention cependant si vous avez une surcharge pondérale, surtout quand la Lune montante est en Balance !

Mais attention aux refroidissements : couvrez-vous bien à partir de la taille !

Ce que l'on peut faire

Bains stimulants, revitalisants
Nettoyage en profondeur de la peau ◐
Se laver les cheveux
Teinture, décoloration des cheveux ◐
Massages
Épilation ◐

À éviter

Balnéothérapie ◐

Travaux ménagers

Les jours de la Balance sont des jours d'air. En lune descendante, ils conviennent parfaitement pour tous les travaux de nettoyage. Ces jours-là, aérez bien la maison.

Ce que l'on peut faire

Ménage ◐
Lavage des planchers et des sols ◐
Changer la disposition des meubles
Lutter contre les parasites à l'intérieur et à l'extérieur ◐
Se débarrasser des moisissures et de l'humidité ◐
Désinfecter le linge ◐
Cueillir les fleurs pour les mettre en vase ◐
Faire des gâteaux ◐
Fabrication du beurre
Nettoyer les rayonnages du cellier et de la cave ◐
Faire les vitres ◐
Cirer les chaussures ◐
Nettoyage à sec ◐
Imperméabilisation des tissus ◐
Ranger les vêtements ◐
Astiquer les métaux ◐

À éviter

Arroser les plantes d'intérieur et les jardinières
Faire des conserves de fruits ◑

Construction et bricolage

Les jours de la Balance sont des jours d'air, très secs. Ils n'ont pas

---

Si vos plantes d'intérieur et vos jardinières ont du mal à fleurir, vous pouvez les fertiliser en Balance, en lune montante.

d'influence particulière sur les activités de ce domaine. Ce sont plutôt les effets des différentes phases lunaires qui prédominent.

Ce que l'on peut faire

Badigeonner les façades ☾
Couvrir un toit de chaume ou de bardeaux ☾
Vitrer et poser les fenêtres ☾
Travaux de peinture ☾

À éviter

Mise en place d'une installation d'eau ou de chauffage ☾
Rechercher une source ou une nappe d'eau souterraine, constructions hydrauliques

Jardinage

La Balance est un signe «fleurs», sec et chaud, neutre du point de vue de la fécondité. Les fleurs (en particulier les roses) semées ou plantées en Balance ont une floraison abondante et des couleurs splendides.

Ce qui est conseillé

Planter les bulbes des plantes à fleurs du début de printemps ☾
Semer les annuelles ☽
Semer les plantes médicinales ☽
Semer les arbustes à feuilles
Tailler les rosiers ☾
Tailler les haies

À éviter

Semer la laitue ☽
Greffer les arbres fruitiers et les rosiers ☾
Récolter, stocker et mettre en conserve
Arroser les plantes

Agriculture et élevage

Ce qui est conseillé

Faire les foins ☾
Butter les pommes de terre ☽
Phytothérapie vétérinaire ☾
Nettoyer les étables et les écuries
Mettre le bétail au pré

En Balance, on a plutôt tendance à négliger les tâches routinières. Attention alors à ne rien oublier d'important !

À éviter
Arroser et irriguer les plantes
Mettre de la litière propre au bétail
Rentrer les foins

Vie professionnelle
Les jours de la Balance sont propices à la formulation des objectifs professionnels et à la mise au point des stratégies commerciales. Mais les meilleurs projets ne suffisent pas à assurer le succès s'ils ne se traduisent pas par les bonnes décisions.

Ce qui marche bien
Entretien d'embauche ☾
Activités créatives
Tâches qui nécessitent beaucoup de doigté ☾
Communication, contacts
Vendre ☾
Élaboration du bilan
Régler les questions d'héritage
Conclure des contrats ☽

Ce qui marche moins bien
Faire de nouveaux projets ☾
Prévisions budgétaires ☾

Vie sentimentale
En Balance, il convient de faire preuve de compréhension mutuelle et de satisfaire les désirs de l'autre.

Ce qui fait du bien
Ambiance harmonieuse
Entretenir les relations avec ses amis
Petits cadeaux
Déclaration d'amour
Romantisme dans la séduction
Raffinement dans la vie sexuelle

Loisirs et détente
Quand la Lune est en Balance, le grand air – pour les poumons comme pour la tête – permet d'y voir clair et d'être de bonne humeur. Le soir, l'heure est ensuite au divertissement, de préférence avec des bons copains.

En Balance, l'intérêt pour la musique et l'art figuratif est plus présent. Tout ce qui concerne la mode et le design moderne procure également beaucoup de satisfaction.

Ce que l'on peut faire

Aller au concert ou à l'opéra
Aller au musée
Lire
Danser
Faire du shopping
Rendre visite à des amis
Décorer la maison

Ce qui marche moins bien

Difficulté à prendre des décisions

Lune en Scorpion ♏

Vitalité Décroissante
Élément Eau
Partie végétale Feuille
Alimentation Glucides
Qualité élémentaire Humide
Partie du corps Organes sexuels, voies urinaires
Système organique Nerfs
Sexe Féminin

Positions de la Lune

Nouvelle lune en Scorpion : novembre
Lune montante en Scorpion : mai à novembre
Pleine lune en Scorpion : mai
Lune descendante en Scorpion : novembre à mai

Tonalité du signe

Âme et sensualité sont les notions qui prédominent quand la Lune est en Scorpion. Ce signe libère des énergies émotionnelles considérables, qui se déploient essentiellement dans la vie sexuelle.

Tendance météo

Les jours du Scorpion sont des jours d'eau, dont le caractère est très marqué. Ces jours-là, la terre n'est jamais complètement sèche. La tendance aux précipitations est plus importante.

Santé

Les organes sexuels et les voies urinaires sont particulièrement sensibles quand la Lune est en Scorpion ; elles doivent faire l'objet d'une grande attention.
Les refroidissements sont la cause la plus fréquente d'infection urinaire en Scorpion. Les femmes enceintes doivent être extrêmement vigilantes – les fausses couches sont plus fréquentes surtout en lune montante.

Ce que l'on peut faire

Bains de siège (en ajoutant éventuellement de l'achillée)
Cure d'amaigrissement ou de purification ◐
Traitement des verrues ◐
Traitement dentaire ◐

À éviter

Avoir froid aux pieds
Intervention chirurgicale sur la partie du corps mentionnée plus haut
Vaccins

Une alimentation saine

Quand la Lune est en Scorpion – comme dans tous les autres signes «feuilles» – elle exerce son action sur la qualité des glucides. Ces jours-là, ils sont très bien absorbés et assimilés par l'organisme. Les glucides permettent d'augmenter les performances physiques ; on considère aussi qu'ils « nourrissent » les nerfs. Mais les personnes souffrant de troubles du métabolisme ou de surcharge pondérale doivent faire preuve de retenue.

Aliments conseillés

En Scorpion, on préférera les légumes verts, la salade et les

---

Le Scorpion libère des sentiments puissants. Ils sont souvent plus forts que la raison et peuvent aussi conduire à des conflits sur le plan moral.

aliments riches en hydrates de carbone et en eau. Les féculents sont aussi les bienvenus.
Légumes : batavia, céréales (blé noir, blé complet, épeautre) chicorée, choucroute, chou frisé, cornichons, courgette, cresson, endive, pissenlit, romaine, rhubarbe.
Viande et poisson : veau, maquereaux.
Épices : menthe poivrée, vinaigre.

Soins corporels

En Scorpion, les massages complets, éventuellement effectués par le partenaire, peuvent figurer au programme des soins. On peut aussi faire un sauna et/ou une sortie au bord de l'eau, pour se faire du bien que ce soit pour la tête ou le corps.

Ce que l'on peut faire

Bains relaxants ◐
Exercices de relaxation ◐
Manucure ◐
Pédicure ◐
Préparation de sachets de plantes ◐
Nettoyage en profondeur de la peau ◐
Épilation ◐

À éviter

Bains aphrodisiaques

Travaux ménagers

Les jours du Scorpion sont des jours d'Eau. Ils sont propices à de nombreux travaux de nettoyage à l'eau, qui s'effectuent en lune descendante. En Scorpion, il est déconseillé de faire des conserves.

Ce que l'on peut faire

Lessives ◐
Nettoyer les entourages de fenêtres ◐
Ménage ◐
Nettoyage à sec ◐
Traitement des taches ◐

Quand la Lune est en Scorpion, l'eau sous toutes ses formes est la bienvenue, que l'objectif soit les soins ou la relaxation, et ce quelle que soit la phase lunaire.

À éviter
Transformation du lait
Cuisson au four
Faire les vitres ☽
Nettoyer la porcelaine ☽
Se débarrasser des moisissures et de l'humidité
Cirer les chaussures ☽
Aérer longtemps
Ranger les vêtements ☽
Travaux de peinture

Construction et bricolage

Les jours du Scorpion sont des jours d'Eau et ne sont par conséquent pas très propices aux travaux de construction. Si l'on veut malgré tout effectuer quelques tâches, il convient de choisir la bonne phase lunaire.

Ce que l'on peut faire
Creuser des fondations, lorsqu'on prévoit d'effectuer aussitôt des travaux de drainage ☽
Drainage ☽
Mise en place d'une installation d'eau ou de chauffage ☽
Rechercher une source ou une nappe d'eau souterraine et constructions hydrauliques ☽

À éviter
Creuser des fondations quand les travaux de drainage ne sont pas pour tout de suite
Badigeonner les façades
Poser une toiture ☽
Vitrer et poser les fenêtres

Jardinage

Le signe du Scorpion est un signe «feuilles» froid et humide, très fécond, pendant lequel on peut semer ou planter tout ce qui a une croissance aérienne et dont la partie intéressante se trouve au-dessus du sol. Il est à noter que tout ce qui est semé ou planté en Scorpion est très résistant.

Ce qui est conseillé
Mise en tas du compost ☾
Semer ou planter les légumes feuilles ☽
Planter la laitue ☾

En lavant le linge quand la lune montante est en Scorpion, on obtient de meilleurs résultats avec moins de lessive.

Semer les conifères et les feuillus
Arroser ou irriguer les plantes
Fertiliser les plantes ◐
Tondre la pelouse si on veut qu'elle repousse vite ◑
Tailler les haies si on veut qu'elles repoussent vite
Se débarrasser des escargots ◐
Installer ou arranger un bassin ◑

À éviter

Tailler les arbres fruitiers
Abattre des arbres (bostryche)
Greffer les arbres fruitiers et les arbres d'ornement ◐
Récolter les fruits

Agriculture et élevage

Ce qui est conseillé

Saillies
Nettoyage des étables et des écuries

À éviter

Faire les foins ◑
Castrer le bétail
Mettre de la litière propre au bétail
Rentrer la paille
Transformer le lait

Vie professionnelle

En Scorpion, on arrive mieux à évaluer les situations où il faut faire preuve d'intuition. Mais l'intuition ne doit pas prendre le pas sur la raison si l'on ne veut pas être sous l'effet d'une illusion !

Ce qui marche bien

Faire de nouveaux projets
Discussions commerciales ◑
Prendre des informations ◐
Faire un testament ◑

Ce qui marche moins bien

Demander une augmentation de salaire ◐
Régler les questions financières ◐
Vendre

Vie sentimentale

C'est en Scorpion que les sentiments s'expriment de la façon la plus extrême. Tout est possible – accès passionnels violents, incontrôlables, mais aussi agressivité non justifiée et scènes de jalousie. Ce n'est qu'en dominant ce genre de sentiments que l'on peut préserver son couple.

Ce qui fait du bien
Activité sexuelle intense
et raffinée
Sensualité pétillante
Ne pas satisfaire quotidiennement
ses désirs sexuels

Ce qui ne va pas
Irritabilité, agressivité
Jalousie

Loisirs et détente
Quand la Lune est en Scorpion, on n'a guère envie d'affronter le monde extérieur et on se replie plutôt sur son petit univers pour réfléchir à des problèmes existentiels. Dans ces cas-là, il est bon d'avoir un ami auprès de soi.

Ce que l'on peut faire
Faire de la musique
Méditer
Acheter une voiture ☽
Faire réparer sa voiture ☾

Ce qui marche moins bien
Se pencher sur l'art moderne
Faire une excursion

Le Scorpion, tout comme le Cancer, est un signe fécond. Les jours où la Lune le traverse sont également propices aux semis ou aux plantations de conifères et de feuillus.
Les jours du Scorpion sont également très propices à la préparation ou à la mise en œuvre d'une stratégie de promotion, car le potentiel émotionnel est alors important.

Lune en Sagittaire ♐

Vitalité Déjà croissante ; tournant entre vitalité décroissante et croissante
Élément Feu
Partie végétale Fruit
Alimentation Protéines
Qualité élémentaire Chaud
Partie du corps Cuisses, veines
Système organique Organes des sens
Sexe Masculin

Positions de la Lune

Nouvelle lune en Sagittaire : décembre
Lune montante en Sagittaire : juin à décembre
Pleine lune en Sagittaire : juin
Lune descendante en Sagittaire : décembre à juin

Tonalité du signe

Nouveaux objectifs, nouveaux projets, nouvelles voies : en Sagittaire, on regarde devant soi. On a envie de tout savoir, de tout vivre et de ne pas se cantonner dans le calme et la routine. Mais on ressent alors une certaine agitation intérieure qui peut facilement conduire à prendre des décisions irréfléchies et prématurées, que l'on regrette ensuite.

Tendance météo

Les jours du Sagittaire sont des jours chauds dont le caractère est relativement équilibré – relativement chaud, agréable et assez sec. En été, il faut s'attendre à ce que les orages et les averses violentes soient plus fréquents. À la pleine lune et à la nouvelle lune, un brusque changement de temps est possible.

Santé

Les lombaires, les cuisses et les veines doivent faire l'objet d'une attention particulière en Sagittaire. Les personnes qui manquent d'entraînement risquent

Même si l'envie de grand air est forte quand la Lune est en Sagittaire, les personnes qui manquent d'entraînement ne doivent pas solliciter de façon excessive les articulations des genoux et des pieds.

d'attraper des crampes si elles font trop de sport.

Ce que l'on peut faire

Traitement dentaire ☾
Massages revigorants ☽
ou relaxants ☾

À éviter

Intervention chirurgicale dans la région du corps mentionnée plus haut
Vaccins ○

Une alimentation saine

Les jours du Sagittaire – tout comme dans les autres signes «fruits» – la Lune exerce une influence sur la qualité des protéines. Notre organisme arrive à absorber et à assimiler de façon optimale toutes les protéines apportées par l'alimentation. Mais si vous avez des troubles du métabolisme ou de la digestion, faites plutôt preuve de retenue dans ce domaine et ne consommez pas trop de protéines.

Aliments conseillés

Outre les aliments contenant des protéines et les légumes rouges, on apprécie les plats et les épices exotiques, qui tiennent en éveil notre désir de voyages lointains.
Fruits et légumes : aubergine, courgette, pousses de soja, cassis, datte, kiwi, mangue, mûre, myrtille, pêche, poire, pomme.
Viande, poisson et fruits de mer : gibier, lapin, calmar, carpe, carrelet,
Épices : curry
Autres : fromage blanc, tofu.

Soins corporels

Quand la Lune est en Sagittaire, l'activité sportive doit être au rendez-vous, surtout la marche et la course à pied. Mais les efforts plus importants peuvent aussi aider à améliorer la perception que l'on a de son corps. En Sagittaire, il est très important de manger suffisamment et de boire beaucoup.

Découvrez une toute nouvelle sensation : choisissez une date en Sagittaire pour prendre un bain aphrodisiaque et vous faire masser doucement.

Ce que l'on peut faire
Bains aphrodisiaques ☾
Sauna ☾
Manucure ☾
Nettoyage en profondeur de la peau ☾
Traitement des ongles incarnés ☾
Préparation de sachets de plantes ☾

À éviter
Bains de soleil prolongés ☾

Travaux ménagers

Les jours du Sagittaire sont des jours chauds pendant lesquels on a plutôt envie de grand air. Mais si vous tenez malgré tout à faire quelque chose chez vous, choisissez un moment proche de la lune descendante. En Sagittaire, on peut aérer longuement.

Ce que l'on peut faire
S'installer dans un nouveau logement ●
Nettoyer les planchers et les sols à l'eau ☾
Faire les vitres ☾
Nettoyer la porcelaine ☾
Nettoyer le cellier ☾
Faire cuire du pain
Faire des conserves de fruits
Congeler les fruits et autres aliments
En automne, allumer le chauffage ☾

À éviter
Faire chauffer de la graisse (risque d'incendie !)
Nettoyer les entourages de fenêtres ☾
Planter ou rempoter les plantes d'intérieur et les jardinières ☾
Fertiliser les plantes d'intérieur et les jardinières ☽

Construction et bricolage

En tant que signe de Feu, le Sagittaire est marqué par le chaud et le sec, ce qui a une influence très positive – surtout en lune descendante – sur de nombreux travaux.

On peut entreprendre des travaux de peinture en Sagittaire, en lune montante. La peinture sera bien absorbée et séchera vite et bien.

Ce que l'on peut faire

Couler le béton et le ciment ☾
Réalisation ou reprise d'un enduit au mortier ☾
Badigeonner les façades ☾
Vitrer et poser les fenêtres ☾
Travaux de peinture en tout genre ☾

À éviter

Fabrication et pose d'une charpente
Couvrir un toit de chaume ☽
Poser les parquets et les lambris
Mise en place d'une installation d'eau ou de chauffage ☾
Rechercher une source ou une nappe d'eau souterraine, et constructions hydrauliques
Construction d'une route, d'un chemin ou d'une clôture

Jardinage

Le Sagittaire est un signe «fruits», sec et peu fécond. On ne devrait planter en Sagittaire que les plantes qui doivent atteindre une très grande taille. En revanche, ce signe est très propice aux récoltes.

Ce qui est conseillé

Planter des tomates ☽
Planter des haricots grimpants ☽
Greffer les arbres fruitiers et d'ornement ☽
Fertiliser les arbres fruitiers et les légumes ☾ ○
Tailler les arbres fruitiers ☾
Récolter et stocker les fruits et les légumes
Lutter contre les nuisibles s'attaquant aux parties aériennes des végétaux ☾
Repiquer les jeunes plants d'arbres fruitiers ☽

À éviter

Arracher les mauvaises herbes, car cela les « attire » encore plus à la surface ☽
Tailler les haies

Lorsqu'on taille les arbres fruitiers à la fin de l'hiver, il vaut mieux choisir une date en Sagittaire, car la lune descendante se trouve alors dans ce signe de Feu.

Agriculture et élevage

Ce qui est conseillé
Semer les céréales ☽
Fertiliser les céréales ☾
Récolter et rentrer les céréales ☾
Tailler la vigne ☾
Fertiliser les pieds de vigne ☾
Lutter contre les insectes s'attaquant aux parties aériennes des plantes ☾
Récolter le raisin
Mettre de la litière propre au bétail
Rentrer la paille
Transformer le lait

À éviter
Nettoyer les écuries et les étables

Vie professionnelle
C'est dans les jours du Sagittaire que l'on a le plus de chances de faire preuve d'énergie pour réunir les conditions indispensables au succès d'une action. Mais il ne faut pas oublier pour autant que les autres ont aussi leurs objectifs et qu'ils ont envie de les imposer.

Ce qui marche bien
Entretien d'embauche ☾
Formation continue/séminaires ☽
Régler les questions d'ordre juridique
Mener des négociations
Conclure des contrats ☽
Vendre ☾

Ce qui marche moins bien
Régler les problèmes d'impôts
Courrier commercial ☽

Vie sentimentale
En Sagittaire, l'amour se sent pousser des ailes, le besoin de changement semble n'avoir aucune limite. Si l'on laisse alors libre cours à sa spontanéité dans sa vie sexuelle, on peut vivre quelque chose de fort.

La Lune en Sagittaire éveille l'envie de voyager. Si possible, essayez au moins de prévoir une sortie ou une grande promenade – peut-être jusqu'à une agence de voyages !

Ce qui fait du bien

Faire des projets d'avenir
Se faire de nouvelles relations
Vie sexuelle mouvementée
Faire l'amour en plein air

Loisirs et détente

Quand la Lune traverse le Sagittaire, il arrive souvent que le besoin de voyages lointains et d'aventure nous prenne. Mais on peut aussi chercher l'aventure près de chez soi, éventuellement même au cinéma ou à la télévision.

Ce que l'on peut faire

Pique-nique
Démarrer un voyage
Cinéma, télévision
Musées
Sport ☾
Aplanir les différends

Ce qui marche moins bien

Publier des textes ☽
Rester à la maison
Moindre résistance au stress

Lune en Capricorne ♑

Vitalité Croissante
Élément Terre
Partie végétale Racine
Alimentation Sel
Qualité élémentaire Froid
Partie du corps Os, genoux, peau
Système organique Circulation sanguine
Sexe Féminin

Positions de la Lune

Nouvelle lune en Capricorne : janvier
Lune montante en Capricorne : juillet à janvier
Pleine lune en Capricorne : juillet
Lune descendante en Capricorne : janvier à juillet

Tonalité du signe

En Capricorne, droiture, discipline et respect des valeurs existantes régissent la pensée et les

Quand la Lune traverse le Capricorne, on peut se vouer entièrement à l'accomplissement des tâches importantes. La raison prend le pas sur les sentiments.

actions de chacun. On effectue même, avec tout le sens du devoir qui s'impose, les tâches que l'on n'apprécie pas trop d'ordinaire.

Tendance météo

Les jours du Capricorne sont des jours de froid. Même par temps chaud et ensoleillé, la fraîcheur monte rapidement du sol dès que le soleil se couche. À la pleine lune, les nuits du Capricorne peuvent être particulièrement froides.

Santé

La peau, le squelette et en particulier les genoux requièrent toute notre attention quand la Lune traverse le Capricorne. Tout ce que l'on peut alors faire pour soigner ou entretenir ces parties du corps est particulièrement bénéfique. Évitez si possible de trop solliciter les articulations des genoux et des pieds en restant debout ou en marchant longtemps.

Ce que l'on peut faire

Soins de peau sous toutes les formes
Gymnastique, surtout des étirements
Balnéothérapie

À éviter

Bains de soleil prolongés
Intervention chirurgicale sur l'une des parties du corps mentionnées plus haut
Vaccins

Une alimentation saine

En Capricorne – comme dans les autres signes «racines» – les effets de la Lune se font sentir au niveau de la qualité du sel. Le sel contenu dans les aliments est alors bien absorbé et assimilé par l'organisme. Mais les personnes qui doivent manger peu

---

Quand la Lune est en Capricorne, c'est le moment idéal pour soigner sa peau. En lune montante, les soins visant à la nourrir et à la raffermir sont particulièrement efficaces ; en lune descendante, on cherchera plutôt à la nettoyer.

salé – par exemple les hypertendus – doivent être extrêmement prudentes les jours du Capricorne.

Aliments conseillés

Quand la Lune est en Capricorne, on privilégiera les aliments contenant du sel, les légumes verts et les légumes racines. Par ailleurs, on a plutôt envie de se dépêcher ; on recherchera donc les choses simples.

Légumes : céleri, chou, navet, panais, pommes de terre, radis, raifort, rutabaga.

Viande et poisson : viande hachée, saumon.

Autres : bouillon de viande, cacahuètes, câpres, vin blanc.

Soins corporels

Si possible, prévoyez au moins une journée par mois en Capricorne pour les soins de beauté. La Lune exerce ses effets au niveau de la peau qui réagit extrêmement bien et est particulièrement réceptive à tous les types de soins – nourrissants, purifiants ou apaisants. Néanmoins, il vaut mieux éviter un nettoyage de peau en profondeur.

Ce que l'on peut faire

Masque raffermissant
pour le visage ☽
Manucure
Traitement des ongles
incarnés ☽
Épilation ☾
Préparation des pommades
Préparation de sachets
de plantes ☾
Mettre les pommades en pot ☾

À éviter

Nettoyage en profondeur
de la peau

Travaux ménagers

Les jours du Capricorne sont des jours de froid. Ils ne conviennent pas très bien aux travaux ménagers. Il est préférable de les consacrer aux soins du corps et de la peau.

Ce que l'on peut faire

Faire les poussières ☾
Mettre les légumes
en conserve

À éviter
Nettoyage à sec
Repassage
Cirer les chaussures
Aérer longtemps

Construction et bricolage
Le Capricorne est un signe de Terre qui crée des conditions favorables aux travaux de construction.

Ce que l'on peut faire
Creuser des fondations ☾
Couler le béton et le ciment ☾
Réalisation ou reprise d'un enduit au mortier ☾
Poser un toit de tuiles ☾
Nettoyer les tuiles du toit ☾
Poser les parquets
et les lambris ☾
Travaux de peinture ☾
Installer et construire
des chemins,
des routes et des clôtures ☾

À éviter
Drainage
Rechercher une source
ou une nappe d'eau souterraine, constructions hydrauliques

Jardinage
Le Capricorne est un signe «racines», froid et fécond. Les jours du Capricorne sont donc propices aux semis ou à la plantation des légumes racines et des arbres. Mais il ne faut pas planter de fleurs et de plantes d'ornement ces jours-là. En Capricorne, les travaux d'entretien du sol sont également conseillés.

Ce qui est conseillé
Semer ou planter les légumes racines ☾
Planter les arbres ☽
Ameublir le sol ☾
Désherber ☾
Faire des allées dans le jardin, installer des clôtures ○ ☾
Arracher ou éclaircir les buissons et les haies ☾
Mise en tas du compost ☾
Lutter contre les nuisibles souterrains ☾
Fertiliser les plantes qui ont du mal à faire des racines ☾
Récolter, stocker et mettre
en conserve les légumes racines
Ratisser les feuilles ☾

À éviter

Transplanter ou rempoter les plantes
Tailler les arbres fruitiers et les arbres d'ornement

Agriculture et élevage

Ce qui est conseillé

Planter les pommes de terre ☾
Butter les pommes de terre ☽
Récolter et rentrer les pommes de terre
Traiter le sol contre les mauvaises herbes ☾
Entretien des sabots et des griffes ☾
Mettre de la litière propre au bétail
Mettre en tas le fumier ☾

À éviter

Semer les céréales ☾

Vie professionnelle

Les jours du Capricorne sont propices à l'expression de l'ambition et de la volonté de s'imposer, ce qui est un moyen d'obtenir une reconnaissance. Néanmoins, dites-vous bien que trop vouloir en faire n'apporte pas grand-chose en soi ; mieux vaut faire preuve aussi de circonspection et de mesure.

Ce qui marche bien

Démarrer dans un nouveau poste ●
Formation continue/ séminaires ☽
Faire de nouveaux projets
Développer les relations commerciales
Conclure des contrats ☽
Démarches administratives
Prévisions budgétaires ☽
Établir un bilan

Les jours du Capricorne sont des jours «racines» ; par conséquent, c'est le moment idéal pour s'attaquer aux mauvaises herbes – en lune descendante. Les jours du Capricorne sont favorables aux achats importants et à la planification de projets à long terme, par exemple l'acquisition de biens immobiliers.

Régler les questions financières ☽
Vendre ☾
Régler les questions d'héritage

Ce qui marche moins bien

Poser sa candidature pour un poste ☽

Vie sentimentale

En Capricorne, il n'est pas rare que remontent à la surface des problèmes de couple refoulés jusqu'alors. C'est une bonne occasion pour libérer cette relation du poids de la vie quotidienne et trouver une nouvelle manière de vivre ensemble.

Ce qui fait du bien

Sécurité au sein de la famille
Proximité du partenaire

Ce qui ne va pas

Mélancolie
Froideur
Activité sexuelle ressentie comme contraignante

Loisirs et détente

Quand la Lune est en Capricorne, on a souvent envie d'aller au théâtre. D'autres préfèrent les salles de fitness, où ils pourront mesurer leurs forces. D'autres encore prennent un peu de hauteur et assistent à des réunions politiques.

Ce que l'on peut faire

Aller au théâtre
Aller au bowling
Fréquenter les salles de gym
Aller jouer au casino
Aplanir les différends

Ce qui marche moins bien

Aller danser
Démarrer un voyage de courte durée ☽
Activité artistique

Il se peut que certaines personnes fassent preuve d'une certaine réserve à votre égard quand la Lune est en Capricorne. Cela ne traduit pas pour autant l'opinion générale qu'ils ont de vous.

Lune en Verseau ♒

Vitalité Croissante
Élément Air
Partie végétale Fleur
Alimentation Lipides
Qualité élémentaire Lumineux
Partie du corps Jambes, malléoles, veines
Système organique Glandes
Sexe Masculin

Positions de la Lune

Nouvelle lune en Verseau : février
Lune montante en Verseau : août à février
Pleine lune en Verseau : août
Lune descendante en Verseau : février à août

Tonalité du signe

La force du couple se ressent de façon particulièrement nette quand la Lune est en Verseau. On a envie de contacts, de se faire de nouveaux amis et compagnons de route, et on s'engage dans le domaine social. Mais attention : l'idéalisme excessif peut conduire rapidement à des déceptions – qui peuvent elles-mêmes engendrer des frustrations.

Tendance météo

Les jours du Verseau sont des jours de lumière. Ces jours-là, l'impression de clarté est très nette. Si le temps est clair – surtout en montagne – le regard porte très loin. Au printemps surtout, le rayonnement solaire est très intense en Verseau.

Santé

En Verseau, les jambes, les malléoles et les veines doivent faire l'objet d'une attention particulière. Tout ce que l'on peut faire pour soigner ou entretenir cette partie du corps est alors particulièrement efficace ; en revanche, tout ce qui peut lui nuire est fortement déconseillé.

Si l'on devait décrire brièvement la tendance des jours du Verseau, on parlerait simplement d'aspiration à de nouvelles relations et d'intuition marquée.

Les problèmes veineux et les crampes se font particulièrement sentir en Verseau. Pour vous soulager, vous pouvez alors rester assis jambes surélevées ou reporter la journée de shopping que vous aviez prévue.

Ce que l'on peut faire

Massages relaxants ◐
Bains stimulants
Traitement des verrues et des cors ◐

À éviter

Extraction d'une dent
Intervention chirurgicale sur la partie du corps mentionnée ci-dessus

Une alimentation saine

En Verseau – comme dans les autres signes «fleurs» – la Lune exerce son influence sur la qualité des graisses et des huiles que nous consommons. Ces nutriments essentiels sont alors particulièrement bien absorbés et assimilés par l'organisme. Néanmoins, c'est la période où les personnes qui sont obligées de suivre un régime pauvre en graisses, par exemple en cas d'hypercholestérolémie, doivent renoncer davantage encore aux aliments riches en lipides.

Aliments conseillés

Les aliments riches en lipides et les plats préparés avec de la graisse conviennent particulièrement bien quand la Lune est en Verseau. On a généralement envie également de saveurs exotiques ou originales.
Légumes : artichaut, avocat, brocoli, olive.
Viande et poissons : canard, anguille, saumon, thon.
Autres : café, noix de coco en poudre et lait de coco, amandes, huile d'olive.

Soins corporels

En Verseau, ce sont surtout les jambes qui doivent retenir notre

---

Quand la Lune est en Capricorne, on est généralement soumis à un stress plus important – c'est donc le moment de penser à se relaxer.

attention. Les massages, la gymnastique et les promenades à pied régulières permettent non seulement de se maintenir en forme, mais aussi de prévenir les troubles veineux gênants et même les crampes.

Ce que l'on peut faire

Bains revitalisants
Traitement des ongles incarnés ☽
Préparation des pommades à base de plantes
Nettoyage en profondeur de la peau ☾
Se laver les cheveux
Teinture, décoloration des cheveux

À éviter

Épilation ☽

Travaux ménagers

Les jours du Verseau sont des jours d'Air. En lune descendante, ils conviennent très bien pour de nombreux travaux de nettoyage dans la maison. Les pièces, les lits et les matelas doivent être aérés longuement.

Ce que l'on peut faire

Classer, ranger, aménager
Réparations à l'intérieur de la maison ☾
Faire cuire du pain
Ménage ☾
Nettoyage des planchers et des sols ☾
Faire les vitres ☾
Désinfecter le linge ☽
Nettoyage à sec ☾
Imperméabilisation des textiles ☾
Cirer les chaussures ☾
Combattre les nuisibles ☾
Se débarrasser des moisissures et de l'humidité ☾
Nettoyer le cellier ☾
Ranger les vêtements ☾
Travaux de peinture ☾

Si possible, évitez de transplanter ou de déterrer les plantes de votre jardin en Verseau car elles risquent d'avoir du mal à s'enraciner, surtout les jeunes plants.

À éviter

Arroser les plantes d'intérieur
et les jardinières
Faire les poussières ❍
Faire des confitures
et des gelées ❍

Construction et bricolage

Le Verseau est un signe d'air et à ce titre il est relativement neutre, en ce qui concerne les activités de ce domaine.

Ce que l'on peut faire

Commencer un chantier
de construction
Creuser des fondations ❍
Badigeonner une façade ❍
Couvrir un toit de chaume ❍
Travaux de peinture ❍
Petites réparations ❍

À éviter

Rechercher une source
ou une nappe d'eau souterraine,
constructions hydrauliques

Jardinage

Le Verseau est un signe «fleurs» sec et pas très fécond ; on évitera donc de semer ou de planter ces jours-là. En revanche, ces jours sont propices au travail du sol et à la lutte contre les nuisibles, ainsi qu'aux récoltes et au stockage.

Ce qui est conseillé

Semer ou planter les fleurs
et les plantes médicinales ❍
Désherber ❍
Lutter contre les nuisibles ❍
Récolter et stocker fruits
et légumes

À éviter

Ameublir le sol ❍
Fertiliser les plantes à fleurs ❍
Transplanter et rempoter
Repiquer
Arroser, irriguer les plantes

Agriculture et élevage

Ce qui est conseillé

Faire les foins ❍
Butter les pommes de terre ❍
Mettre de la litière propre au bétail
Rentrer la paille
Nettoyer les écuries
et les étables ❍
Transformer le lait

À éviter
Irriguer ou arroser les plantes

Vie professionnelle
Les jours du Poisson sont une période favorable pour faire un bilan ou pour optimiser des procédures et des stratégies financières. Cela peut se faire chacun dans son coin, mais il n'est peut-être pas inutile de prendre conseil auprès de ses collègues et de ses collaborateurs.

Ce qui marche bien
Activités créatives
Apprendre
Faire de nouveaux projets
Tâches qui nécessitent beaucoup de doigté ◐
Poser sa candidature pour un poste
Achat de biens immobiliers ◐
Vente de biens immobiliers ◑
Débuter un voyage d'affaires
Nouer de nouveaux contacts
Mener des négociations
Conclure des contrats ◑

Vie sentimentale
Quand la Lune traverse le Verseau, on forme volontiers des projets d'avenir et on constate alors parfois que certaines choses commencent à s'effriter au sein du couple. Profitez de l'occasion pour redonner de la force et de la solidité à votre couple.

Ce qui fait du bien
Former des projets d'avenir
Vie sexuelle riche

Ce qui ne va pas
Doutes

Loisirs et détente
Ce que l'on peut faire
Partir en voyage
Aller danser

Lorsque l'on veut effectuer un travail qui nécessite beaucoup de finesse et de doigté, mieux vaut choisir une date en Verseau.
Lorsque la Lune est en Verseau, le moment est idéal pour s'intéresser à l'art moderne.

Aller au concert ou à l'opéra
S'intéresser à l'art moderne
Aller au cinéma,
regarder la télévision
Skateboard, patin à glace
Lire des essais politiques
Changer d'appartement ●
Faire réparer sa voiture ◐
Prévoir des rendez-vous

Ce qui marche moins bien

Avoir un choix douloureux à faire

Lune en Poissons ♓

Vitalité Croissante
Élément Eau
Partie végétale Feuille
Alimentation Glucides
Qualité élémentaire Humide
Partie du corps Pieds
Système organique Nerfs
Sexe Féminin

Positions de la Lune

Nouvelle lune en Poissons : mars
Lune montante en Poissons : septembre à mars
Pleine lune en Poissons : septembre
Lune descendante en Poissons : mars à septembre

Tonalité du signe

Lorsque la Lune traverse les Poissons, les sentiments prédominent, les éléments marquants étant le pouvoir d'imagination et l'ouverture aux autres. On a également tendance à se perdre dans ses rêveries et l'on est ouvert aux influences spirituelles et surnaturelles. On risque alors de trop s'éloigner de la réalité, et le réveil est ensuite très douloureux.

Tendance météo

Les jours des Poissons sont des jours d'Eau. La tendance aux précipitations est plus marquée. Les risques de brouillard au printemps et en automne sont plus importants, le phénomène étant favorisé par une humidité de l'air relativement élevée ces jours-là.

Santé

Lorsque la Lune traverse les Poissons, les pieds requièrent une attention particulière.
Tous les excitants – alcool, nicotine, café – ont un effet particulièrement marqué ; le risque de dépendance est plus fort ces jours-là.

Ce que l'on peut faire

Réflexothérapie
Commencer à perdre ses mauvaises habitudes ●
Balnéothérapie

À éviter

Intervention chirurgicale au niveau des pieds

Une alimentation saine

En Poissons – comme dans les autres signes «feuilles» – la Lune exerce son influence sur la qualité des glucides. Ces derniers sont particulièrement bien absorbés et assimilés par l'organisme. Mais les personnes souffrant de troubles du métabolisme ou de surcharge pondérale doivent faire preuve de retenue ces jours-là.

Aliments conseillés

Quand la Lune est en Poissons, on privilégiera les aliments riches

---

En Poissons, il n'est pas rare d'avoir l'esprit ailleurs, d'être perdu dans ses rêves et déconnecté du monde.
Vos pauvres pieds, malmenés à longueur de journée, ont besoin que vous vous occupiez d'eux de temps en temps. Profitez pour cela des jours où la Lune est en Poissons.

en glucides et en eau ainsi que tous les légumes feuilles. On peut ajouter à la liste les champignons et les fruits de mer, ainsi que les friandises (à condition de pouvoir se le permettre).
Fruits et légumes : banane, algues, bettes, champignons, chou, morille, salade.
Viande et poisson : hareng, bœuf.
Épices : armoise.
Autres : jus de légumes, levure, millet, miel, riz, thé vert.

Soins corporels

Les pieds – qui sont l'une des parties du corps les plus sollicitées et souvent les plus négligées – ont droit à quelques douceurs. Marchez pieds nus (de préférence dans l'herbe humide) et accordez-leur un bain réconfortant ou un massage revigorant.

Ce que l'on peut faire

Bains apaisants
Exercices de relaxation ◐
Préparation de pommades
Nettoyage en profondeur de la peau ◐

À éviter

Manucure
Pédicure
Gommage

Travaux ménagers

Les jours des Poissons sont des jours d'Eau. En lune descendante, le moment est idéal pour faire une grande lessive ou effectuer divers travaux de nettoyage dans la maison. En revanche, ils ne conviennent pas pour toutes les activités dans lesquelles il s'agit de mettre des aliments en conserve ou de les stocker.

Ce que l'on peut faire

Arroser les plantes d'intérieur
Lessive ◐
Nettoyer la porcelaine ◐
Polir les métaux ◐
Nettoyage à sec ◐

Pour stocker, mettre en conserve, en sac ou congeler les aliments de toute sorte, évitez à tout prix le signe des Poissons. Les denrées s'abîment ensuite très vite.

Éliminer les taches ◐
Nettoyer les encadrements de fenêtres ◐

À éviter
Stocker ou mettre en sac
Faire des conserves de fruits et légumes
Congeler des aliments
Cuisson au four
Fabrication du beurre
Séchage des herbes et des fruits
Travaux de peinture
Faire les vitres ◑
Laver les planchers
Se débarrasser des moisissures et de l'humidité
Cirer les chaussures ◑
Aérer longtemps ◑
Ranger les vêtements ◑

Construction et bricolage

Les jours des Poissons sont des jours d'Eau dont le caractère humide est très marqué. Ils ne conviennent donc que pour des activités particulières.

Ce que l'on peut faire
Drainage ◑
Mise en place d'une installation d'eau ou de chauffage
Rechercher une source ou une nappe d'eau souterraine, constructions hydrauliques

À éviter
Creuser des fondations ◑
Peindre une façade
Poser une toiture en tuiles ou la réparer ◑
Vitrer et poser des fenêtres

Jardinage

Le signe des Poissons est un signe «feuilles», humide et très fécond, qui est essentiellement propice aux semis et aux plantations. Les jours des Poissons sont également favorables pour arroser et fertiliser les plantes, mais ils ne conviennent pas pour stocker les aliments qui viennent d'être récoltés.

Même si les jours des Poissons sont des jours «feuilles», on ne repique pas obligatoirement les laitues à ces dates-là, car elles risquent d'avoir un goût d'eau très prononcé.

Ce qui est conseillé

Mise en tas du compost,
épandage du compost ☾
Semer ou planter
les légumes feuilles ☽
Semer les laitues ☾
Planter les asperges ☾
Semer et planter
les herbes feuilles ☽
Arroser ou irriguer les plantes
Fertiliser les plantes ☾
Récolter, mais seulement
pour une consommation
immédiate ! ☽
Tondre la pelouse quand on veut
qu'elle repousse vite ☽
Repiquer les jeunes plants
de légumes à feuilles ☽
Installer ou arranger un bassin

À éviter

Planter des tomates ☾
Planter des fraisiers ☾
Prélever des boutures
Tailler les arbres fruitiers
Greffer les arbres fruitiers
et les arbres d'ornement ☾
Mettre en conserve
ou en cave, stocker
Transplanter ou rempoter
des plantes

Agriculture et élevage

Ce qui est conseillé

Arroser ou irriguer les plantes
Récolter le raisin pour
le consommer immédiatement
Mettre de la litière propre
au bétail

À éviter

Planter les céréales ☾
Récolter, stocker les céréales ☽
Faire les foins ☽
Récolter et stocker les pommes
de terre
Nettoyer les étables
et les écuries
Transformer le lait

Vie professionnelle

Quand la Lune traverse les Poissons, c'est le bon moment pour sonder plus facilement les sentiments de ses collaborateurs et collègues. Si l'on s'y met vraiment, on atteindra plus facilement ses objectifs et on vendra mieux ses produits. Veillez à ce que les sentiments ne prennent pas le pas sur la raison.

Ce qui marche bien
Activités créatives

Ce qui marche moins bien
Écrire des lettres commerciales ☽
Tâches qui exigent de la force physique ● ☽
Régler les questions juridiques ☽
Régler les questions financières ☾
Vendre

Vie sentimentale

Quand la Lune traverse les Poissons, l'atmosphère au sein du couple est à la tendresse et à l'harmonie. On fait preuve de compréhension et on est compris – cette ambiance de bonheur donne ces jours-là une autre dimension aux relations sexuelles.

Ce qui fait du bien
Harmonie sur le plan intellectuel
Tendresse
Dorloter et être dorloté

Loisirs et détente

Quand la Lune traverse les Poissons, c'est le moment de rêver, de méditer, de s'intéresser au spirituel. Même l'art inspire ces jours-là des sentiments profonds et favorise l'introspection.

Ce que l'on peut faire
Balade au bord de la mer
Faire de la musique
Regarder des films
Manger en tête-à-tête ☾
Nager, faire de la plongée ☾
Méditer, rêvasser

En Poissons, ce sont les sentiments qui prédominent ; par conséquent, ce n'est pas forcément le moment où l'on est le plus à même d'être dur en affaires, d'analyser les choses objectivement ou d'agir la tête froide.

Diane, Séléné, lune de beau métal,
Qui reflète vers nous, par ta face déserte,
Dans l'immortel ennui du calme sidéral,
Le regret d'un soleil dont nous pleurons la perte.

Ô lune, je t'en veux de ta limpidité
Injurieuse au trouble vain des pauvres âmes,
Et mon cœur, toujours las et toujours agité,
Aspire vers la paix de ta nocturne flamme.

Jean de la Ville de Mirmont (1858-1924)

L'horoscope lunaire

Lorsque l'on parle d'horoscope, on pense d'abord au signe traversé par le Soleil au moment de la naissance et à l'ascendant. Mais la Lune a aussi son influence sur le thème astral. Le signe qu'elle traverse au moment de la naissance d'un individu fournit des éclaircissements sur l'univers affectif de celui-ci. C'est en ce sens que l'horoscope « lunaire » est un complément intéressant et parfois indispensable à l'horoscope « solaire » classique et nous permet de mieux comprendre certains de nos traits de caractère.

Dans ce chapitre

L'horoscope lunaire : que révèle-t-il ?

L'horoscope de naissance ou thème d'un individu, qui révèle un certain de nombre de choses intéressantes au sujet de son avenir, comporte plusieurs aspects, que l'astrologue prend en considération pour étayer ses affirmations.

Il s'agit tout d'abord du signe du zodiaque dans lequel le Soleil se trouve au moment de la naissance. Il définit la personnalité dans son ensemble, telle que la perçoit l'intéressé lui-même.

Vient ensuite l'ascendant, qui est un élément important : il s'agit du signe du zodiaque qui monte sur l'horizon Est au moment de la naissance. C'est lui qui détermine l'image que les autres ont de cet individu.

Et pour finir, on tient compte aussi des aspects planétaires à ce moment-là. Ils renseignent l'astrologue sur les souhaits, les objectifs et les motivations profondes de la personne.

Signification et détermination du signe lunaire

Le signe lunaire – c'est-à-dire le signe dans lequel la Lune se trouve au moment de la naissance d'un individu – permet de connaître le noyau intime de la personnalité, indique comment et avec quelle force cet individu ressent les choses et extériorise son ressenti – et comment il agit à partir de ces impulsions. La position de la Lune permet en

L'horoscope lunaire renseigne sur l'univers affectif d'un individu, sur les aspects inconscients ou subconscients de sa personnalité.

outre de savoir comment la personne concernée réagit vis-à-vis des autres et comment elle se comporte lorsque la passion s'empare d'elle.
Vous trouverez ci-dessous une description brève et assez générale des différents profils en fonction du signe lunaire. Nous nous sommes intéressés aux traits de caractère essentiels, à l'attitude vis-à-vis des autres, à la position au sein du couple ainsi qu'aux aptitudes et talents que l'on peut s'attendre à découvrir chez les individus.
Pour autant, il ne faut pas perdre de vue un principe essentiel : toutes les qualités énumérées ici n'ont pas un caractère fatal ; il s'agit simplement de possibilités à partir desquelles chacun peut et doit faire de son mieux. Ce n'est en général que comme cela que les appréciations de ce genre ont un sens.

Comment calculer son signe lunaire

Il existe une méthode simple pour calculer rapidement dans quel signe la Lune se trouvait un jour précis.
Néanmoins, cette méthode manque un peu de précision car elle ne tient pas compte de l'heure de naissance. Si la Lune est passée dans un autre signe ce jour-là, on peut avoir un décalage d'un signe dans le résultat.

Méthode

Première étape

On consulte d'abord le tableau 1 et on cherche le nombre qui figure à côté de l'année de naissance concernée et on le note.

Deuxième étape

On cherche dans le tableau 2 le nombre correspondant au mois concerné.

Troisième étape

On additionne les nombres que l'on a trouvés. On y ajoute encore le jour de naissance. Si celle-ci se trouve ou se trouvait en année bissextile (le nombre correspondant à l'année est toujours divisible par quatre, sans reste), on ajoute au jour de naissance le chiffre 1.

Quatrième étape

Si la somme obtenue est supérieure ou égale à 27, on doit en soustraire le nombre qui en est le plus proche : 27, 55 ou 82. Quand on obtient un nombre inférieur à 27, on le garde.

Cinquième étape

À l'aide du tableau 3, on retrouve le signe du zodiaque traversé par la Lune au moment de la naissance.

Encore un conseil

On peut également utiliser cette méthode pour déterminer d'autres activités de la Lune ; le fait que la Lune ait été en train de passer dans le signe suivant le jour donné a généralement peu d'importance. Cela tient au fait que les effets des signes ne disparaissent pas de façon brutale.

Les effets du signe que la Lune est en train de quitter commencent à s'estomper, tandis que ceux du signe dans lequel elle entre ne commencent à se manifester que progressivement.

Tableau 1 : nombres correspondant aux années

Année	Nombre	Année	Nombre	Année	Nombre	Année	Nombre
1900	20	1928	0	1955	26	1982	25
1901	3	1929	12	1956	10	1983	8
1902	13	1930	21	1957	20	1984	18
1903	22	1931	3	1958	2	1985	1
1904	4	1932	13	1959	12	1986	11
1905	16	1933	25	1960	23	1987	21
1906	26	1934	7	1961	6	1988	4
1907	8	1935	16	1962	15	1989	14
1908	17	1936	26	1963	25	1990	24
1909	1	1937	10	1964	8	1991	7
1910	11	1938	20	1965	19	1992	17
1911	20	1939	2	1966	1	1993	27
1912	3	1940	12	1967	11	1994	9
1913	14	1941	23	1968	21	1995	20
1914	24	1942	5	1969	4	1996	2
1915	6	1943	14	1970	13	1997	13
1916	16	1944	25	1971	24	1998	22
1917	0	1945	9	1972	7	1999	5
1918	10	1946	18	1973	17	2000	16
1920	1	1947	0	1974	26	2001	26
1921	13	1948	11	1975	10	2002	9
1922	23	1949	22	1976	20	2003	18
1923	5	1950	4	1977	3	2004	27
1924	14	1951	13	1978	12	2005	12
1925	26	1952	24	1979	23	2006	21
1926	8	1953	7	1980	5	2007	4
1927	17	1954	17	1981	16	2008	14

Tableau 2 : nombres correspondant aux mois	
Mois	**Nombres**
Janvier	0
Février	4
Mars	4
Avril	8
Mai	11
Juin	14
Juillet	17
Août	21
Septembre	24
Octobre	27
Novembre	3
Décembre	6

Tableau 3 : nombres correspondant aux signes du zodiaque	
Bélier	0, 1, 27
Taureau	2, 3, 4
Gémeaux	5, 6
Cancer	7, 8
Lion	9, 10
Vierge	11, 12, 13
Balance	14, 15
Scorpion	16, 17
Sagittaire	18, 19
Capricorne	20, 21, 22
Verseau	23, 24
Poissons	25, 26

Exemple 1

Mme S est née le 12 juin 1971.

Nombre correspondant à l'année 24

Nombre correspondant au mois 14

Jour de naissance 12

Somme 50

Nombre à soustraire 27

Résultat 23

➔ La Lune se trouvait en Verseau au moment de la naissance de Mme S.

Exemple 2

La fille de Mme S. est née le 17 septembre 2000.

Nombre correspondant à l'année 16+1 (année bissextile)

Nombre correspondant au mois 24

Jour de naissance 17

Somme 58

Nombre à soustraire 55

Résultat 3

➔ La Lune se trouvait en Taureau au moment de la naissance de la fille de Mme S.

Les douze signes lunaires

Si vous connaissez votre Lune de naissance ou que vous venez de la calculer, vous pouvez maintenant parcourir les pages suivantes et découvrir un bref résumé des qualités que la Lune a d'une certaine manière déposées dans votre berceau. N'oubliez pas qu'il ne s'agit que de tendances, de possibilités qui se sont forgées et se forgeront à partir d'actes et de pensées intentionnels. Mais certains des éléments évoqués vous rappelleront sans doute quelque chose…

Lune en Bélier
au moment de la naissance

QUALITÉS

Imaginatif, énergique, instinctif

POINTS FAIBLES

Impatient, impulsif, primaire

Les caractéristiques essentielles des personnes nées avec la Lune en Bélier sont la spontanéité, l'impulsivité et une énergie débordante.

Ces personnes ont un besoin constant de supplanter les autres, de les guider. Elles cherchent à imposer leurs propres idées, à être libres et indépendantes – parfois sans se soucier aucunement des autres. Ces individus sont sans cesse en quête de nouvelles expériences. Ils ont besoin de sentir qu'ils ont une marge de manœuvre et une liberté de mouvement suffisantes pour pouvoir exprimer sans contraintes leur spontanéité et leur dynamisme, ainsi que leur idéalisme. Leur imagination fertile doit pouvoir s'exprimer jusque dans la vie quotidienne. Ils n'apprécient absolument pas la routine que le quotidien impose en permanence.

Si la spontanéité des personnes nées quand la Lune était en Bélier peut être positive, leur irritabilité peut être négative car elle les pousse souvent à aborder les conflits avec agressivité, sans admettre aucun compromis. Elles ont besoin de reconnaissance, elles veulent plaire et être aimées. En général, elles y parviennent, mais si quelque chose dans leur environnement leur échappe, elles sont vite irritées et ont tendance à laisser leurs émotions prendre le dessus, ce qui peut déboucher sur une crise. Elles se posent alors des questions sur leurs capacités, n'ont pas confiance en elles, manquent de concentration et d'allant. Pour assurer la réussite d'une vie commune, elles doivent apprendre à aller vers les autres, à faire preuve de patience et à être attentives aux autres, à trouver des compromis. Elles doivent aussi faire des efforts pour mieux contrôler leurs émotions.

Au niveau du couple, les personnes nées avec la Lune en Bélier cherchent toujours à préserver leur espace de liberté personnel et leur indépendance (relative). Une fois ces conditions réunies, elles peuvent entrer dans une relation durable, qu'elles entretiennent avec ardeur et passion. En revanche, si cette relation tombe dans la routine, si le partenaire ne propose aucun défi, la situation peut devenir critique. L'intérêt retombe et elles cherchent ailleurs de nouveaux défis.

Quand la Lune est en Bélier à la naissance, des tensions peuvent surgir si l'on cherche à restreindre la liberté de la personne ou si elle n'arrive pas à transposer ses idées dans la réalité.

Au niveau de la santé, les personnes nées avec la Lune en Bélier sont sujettes aux maux de tête, aux névralgies, aux troubles du sommeil, aux coliques et aux infections. Les troubles psychosomatiques surviennent essentiellement dans un contexte de blocage émotionnel.

Lune en Taureau
au moment de la naissance

QUALITÉS
Constant, sociable, tendre
POINTS FAIBLES
Immobiliste, matérialiste, jouisseur

Les caractéristiques essentielles des personnes nées avec la Lune en Taureau sont la joie de vivre, la chaleur et la tendresse. Les individus nés avec la Lune en Taureau sont des jouisseurs qui se sentent heureux et en sécurité dans le cercle familial ou dans un groupe de gens partageant les mêmes idées qu'eux. Ils ont un besoin insatiable d'être proches des autres, de donner avec tendresse et de sentir un contact physique avec eux. Ils font tout pour favoriser et maintenir cette proximité. La spontanéité n'est pas leur fort. Ils font plutôt preuve de circonspection et de lenteur avant de démarrer, mais font ensuite preuve d'une puissance étonnante pour arriver à leurs fins. Leur quête s'oriente souvent vers l'acquisition et la préservation de biens matériels – dont ils attendent sécurité et stabilité.

L'envie de préserver et de retenir les choses, si caractéristique des personnes nées avec la Lune en Taureau, est un point fort en ce sens qu'elle fait d'elles des individus constants, fidèles, sur qui l'on peut compter. Elle peut néanmoins se traduire par un attachement obstiné à ce qui est familier, le refus de tout changement même si cela doit avoir des conséquences négatives sur leur entourage. Si elles se sentent alors incomprise, elles se retirent, blessées, dans leur « territoire ». Pour mettre en avant leurs qualités positives et vivre en harmonie avec leur entourage, elles doivent apprendre à lâcher prise de temps en temps. Si elles parviennent à réfléchir sur la nature en apparence immuable des habitudes, des biens et des relations qui sont les leurs, elles ont moins de mal à s'intéresser à la nouveauté, ce qui est bénéfique

pour l'estime qu' elles ont d' elles-mêmes aussi bien que pour leurs relations avec les autres.
Au niveau du couple, les personnes nées avec la Lune en Taureau sont totalement dévouées, font preuve de souplesse et de tendresse. Elles attachent beaucoup d'importance à la sensualité de leur relation et au fait qu'elle soit satisfaisante sur le plan sexuel, leur propre plaisir passant avant tout. La volonté de posséder et de garder stabilise la relation avec le partenaire ; elle peut aussi conduire à la crise : lorsque le besoin de posséder l'autre est tellement important que ce dernier n'arrive plus à respirer, il peut inspirer une réaction de rejet. La personne née avec la Lune en Taureau peut alors mettre en danger son couple d'une part en s'accrochant, d'autre part en manifestant de la jalousie et une angoisse de perdre l'autre.

Il arrive parfois que les personnes nées avec la Lune en Taureau aient une certaine dépendance vis-à-vis des choses matérielles, qui peut entraîner une tendance à la cupidité et à l'avarice.
Au niveau de la santé, les personnes nées avec la Lune en Taureau sont sujettes aux pharyngites, aux angines, aux troubles fonctionnels de la thyroïde, et aux troubles du métabolisme si elles abusent des bonnes choses.

Lune en Gémeaux
au moment de la naissance

QUALITÉS
Empathique, plein d'humour, avide de savoir
POINTS FAIBLES
Versatile, superficiel, arrogant

Les caractéristiques essentielles des personnes nées avec la Lune en Gémeaux sont l'humour, l'insouciance et une certaine incapacité à se lier avec autrui.
Leur capacité à osciller facilement entre la raison et les sentiments fait d'elles des interlocuteurs et des collègues agréables et appréciés. Leur empathie, qui leur permet de comprendre les autres et de s'identifier à eux, mérite d'être soulignée. C'est dans les rapports sociaux que les individus nés avec la Lune en Gémeaux peuvent le plus laisser libre cours à leur besoin de s'épancher. Mais empathie ne signifie pas forcément profondeur de sentiments. Ils ont plutôt tendance à ne s'autoriser que les sentiments qu'ils arrivent à identifier, analyser et comprendre. S'il y a contradiction entre ce qu'ils pensent et ce qu'ils ressentent, ils hésitent et finissent par tout de même se ranger du côté de la raison.
Chez les individus nés avec la Lune en Gémeaux, la soif de connaissances et le besoin de communiquer sont idéalement liés. Dès qu'il est question de divertissement, de mouvement, de rencontres et d'actions, ils

Les personnes nées avec la Lune en Gémeaux auront moins de mal à se trouver si elles s'accordent de temps en temps des pauses pour souffler et réfléchir, et pour prendre des engagements et les tenir.
Les problèmes de santé susceptibles d'apparaître chez les personnes nées avec la Lune en Gémeaux sont les affections respiratoires (asthme) ainsi que les troubles nerveux et les problèmes de concentration.

répondent à l'appel. S'ils n'ont pas la possibilité de voyager, de nouer des liens, de raconter des histoires, d'explorer des voies nouvelles et d'en parler, leur énergie vitale s'affaiblit.
Au niveau du couple, leur besoin d'indépendance et d'autonomie les conduit vers les êtres pleins de douceur et de sensibilité, capables d'éveiller en eux les émotions. Même si ce genre de relation donne plutôt une impression de distanciation, ils enrichissent néanmoins en permanence leur couple grâce à leur finesse d'esprit et leur capacité à convaincre l'autre.
En revanche, s'ils tombent sur un partenaire trop possessif ou faisant preuve d'une sollicitude excessive, la situation a de grandes chances de devenir intenable.

Lune en Cancer
au moment de la naissance

QUALITÉS
Sentimental, serviable, créatif
POINTS FAIBLES
Possessif, lunatique,
trop dépendant des autres

En règle générale, les personnes nées avec la Lune en Cancer sont pleines de sollicitude et de bienveillance ; leurs sentiments sont profonds.

Que ce soit dans leur vision du monde ou dans leurs relations aux autres, elles se laissent avant tout guider par leurs émotions. Elles ont des « antennes » pour percevoir les problèmes et les besoins des autres, et elles sont toujours prêtes à mettre dans la balance leur sollicitude afin d'assurer à autrui aide, protection et sécurité. Ce genre de comportement peut sembler désintéressé mais il ne l'est pas nécessairement. Pour les personnes nées avec la Lune dans le Cancer, c'est un moyen de séduire les autres, parfois même de les dominer, de les rendre dépendants d'elles.

Il n'est pas rare que ces personnes aient un don très marqué pour les activités créatives, surtout dans le domaine artistique. Leur imagination fertile les rend aptes à donner forme à des idées originales. Néanmoins, elles font souvent preuve d'entêtement dans leurs points de vue et sont plutôt versatiles dans leurs opinions, ce qui donne parfois l'impression qu'elles sont lunatiques. Dans la mesure où le seul but dans leur existence est la relation aux autres, les conflits sont inévitables lorsque ces derniers se protègent de leur amour ou de leur sollicitude, voire les refusent. L'angoisse et le doute prennent alors le dessus et les personnes ainsi repoussées fuient souvent dans un monde imaginaire.

Pour utiliser leur aptitude à aller vers les autres en ayant davantage confiance en eux et à exprimer leurs sentiments de telle sorte qu'ils soient acceptés par les autres sans donner l'impression de les y forcer, les personnes nées avec la Lune en Cancer doivent apprendre à compter davantage sur elles et à ne pas attendre uniquement des autres reconnaissance et estime. Cela est également valable au sein du couple, dans lequel ces natifs placent toujours une charge émotionnelle maximale et font également preuve d'un dévouement extrême et d'une grande patience. Ils donnent inlassablement beaucoup et ils en attendent tout autant. Si le dévouement de leur partenaire ne satisfait toutefois pas cette attente, ils sombrent facilement dans le désespoir et remettent en question la relation dans son ensemble. La déception est si profonde que la volonté et la force manquent parfois pour harmoniser à nouveau cette relation à force de patience et de compréhension.

Les personnes nées avec la Lune en Cancer sont souvent très entêtées dans leurs points de vue et plutôt versatiles dans leurs opinions, ce qui donne parfois l'impression qu'elles sont lunatiques.
En ce qui concerne la santé, les personnes nées avec la Lune en Cancer sont hypersensibles et souffrent de problèmes gastriques ainsi que d'affections au niveau de la poitrine, de l'utérus et du système lymphatique.

Lune en Lion
au moment de la naissance

QUALITÉS
Généreux, optimiste, constant
POINTS FAIBLES
Présomptueux, futile, impulsif

Les caractéristiques essentielles des personnes nées avec la Lune en Lion sont la grandeur d'âme, une immense joie de vivre et un optimisme à toute épreuve.
Leur ouverture, leur côté chaleureux et leur générosité en font des personnes très appréciées en société et très avenantes. Avec leur gaieté et leur humour fin, elles donnent le ton et deviennent vite le centre d'intérêt d'un groupe. Ce rôle semble d'ailleurs parfaitement leur convenir ; pour l'obtenir, elles font tout ce qu' elles peuvent pour souligner leur importance, pour prouver qu'elles sont indispensables. Tout porte à croire que ce comportement cache parfois une estime de soi exagérée, qui ne demande qu'à s'exprimer. Si on ne leur accorde toutefois ni attention, ni reconnaissance, ni admiration, elles en souffrent énormément. Pour les personnes nées avec la Lune en Lion, le sentiment de ne pas être aimé est presque insupportable et elles mettront tout en œuvre pour reprendre le rôle qui, à leurs yeux, doit être le leur.
Une fois qu'elles ont trouvé leur place, ces personnes font preuve de constance. Elles n'apprécient guère les changements incessants et sont davantage attachées à leurs habitudes ; elles savourent tranquillement ce que la vie a à leur offrir. Face aux critiques, elles sortent de cette tranquillité et réagissent avec sensibilité et parfois aussi avec agressivité, même si ces critiques sont constructives. Elles ne savent pas faire leur autocritique ; quand elles se sentent incomprises, elles cherchent plutôt la faute du côté d'autrui et se retirent en boudant. Pour pouvoir tirer parti de ces traits de caractère à la fois appréciables et

contradictoires, les personnes nées avec la Lune en Lion doivent apprendre à ne pas se donner trop d'importance et à toujours essayer d'imaginer ce que peuvent ressentir les autres.
Même au sein du couple, elles recherchent la singularité et manifestent confiance, joie, générosité et sensibilité. La constance aussi est une valeur à laquelle elles tiennent et pour laquelle elles s'engagent. Néanmoins, si le besoin de domination passe au premier plan dans leur relation, cela peut facilement devenir pesant pour le partenaire, surtout si elles ont du mal à refréner leur tendance à la jalousie.

Faire sciemment l'expérience de sentiments tels que la solitude, l'angoisse de perdre quelqu'un et la tristesse peut aider les personnes nées avec la Lune en Lion à trouver un juste milieu et à ne pas toujours chercher l'approbation des autres.
En ce qui concerne la santé, les personnes nées avec la Lune en Lion ont surtout des problèmes au niveau du cœur et de la circulation sanguine, avec une tendance fréquente à l'hypertension artérielle.

Lune en Vierge
au moment de la naissance

QUALITÉS
Compréhensif, serviable, ordonné
POINTS FAIBLES
Immobiliste, anxieux, susceptible

Très raisonnables, maîtresses de leurs sentiments mais pleines de compréhension et de sollicitude : c'est l'impression que donnent les personnes nées avec la Lune en Vierge.

Avec leur nature calme et réservée, elles font preuve de beaucoup de compréhension envers autrui ; elles sont également bienveillantes et serviables. Elles restent néanmoins réalistes, s'en tiennent toujours aux faits et n'osent pas exprimer leurs sentiments profonds. Elles sont tout à fait capables de grands sentiments, mais elles essaient dans la mesure du possible de rester maîtresses d'elles-mêmes de manière à garder en permanence une vue d'ensemble de la situation. Chez les personnes nées avec la Lune en Vierge, être utile est un besoin fondamental. Elles s'y emploient en se concentrant sur les choses pratiques, réalisables, maîtrisables. Si elles trouvent une tâche entrant dans ce cadre, elles sont alors infatigables et n'abandonnent pas avant que tout soit impeccable. Seule leur fiabilité surpasse leur sens du devoir. Elles sont moins efficaces lorsqu'il s'agit de quitter des positions sûres et de se lancer dans quelque chose de nouveau. Dans ce genre de situations, leur tendance au perfectionnisme et leur manque de spontanéité les empêchent de prendre des risques.

Pour mettre à profit leurs qualités, les personnes nées avec la Lune dans la Vierge doivent essayer de briser de temps en temps le carcan étroit de leur existence bien ordonnée et faire place à l'inattendu, au changement. En se laissant ainsi aller, elles atteindront de nouveaux rivages et se rendront compte que l'on ne peut trouver le bonheur que lorsqu'on le cherche. Même dans leur couple, les personnes nées quand la Lune traversait la Vierge recherchent une relation fiable et stable. Pour cela, elles se dépensent sans compter : elles sont compréhensives, extrêmement serviables et fidèlement dévouées. Elles sont toutefois réservées dans leur relation ; la peur – souvent inconsciente – d'être blessé ou de subir une charge émotionnelle trop forte, ne permet d'établir que progressivement des liens de confiance. La passion est rarement présente dès le début ; ce n'est que quand elles sont sûres d'avoir établi une relation durable qu'elles sont capables de laisser s'exprimer leur sensualité.

Si la capacité des personnes nées avec la Lune en Vierge à aller au fond des choses et à apprécier objectivement une situation fait l'unanimité, le penchant qu'elles ont parfois pour les choses futiles, pour l'ergotage et le pessimisme suscitent moins d'enthousiasme.

Les personnes nées avec la Lune en Vierge ont des problèmes avec leurs organes digestifs, en particulier le pancréas, le foie et la vésicule biliaire, ainsi que des problèmes d'allergie.

Lune en Balance
au moment de la naissance

QUALITÉS

Équilibré, sociable, esthète

POINTS FAIBLES

Sensible, ingénu, pacifique

Les caractéristiques essentielles des personnes nées avec la Lune en Balance sont marquées par l'aspiration à la paix et à l'harmonie entre les hommes.

Constamment soucieuses d'équilibre, elles mettent du charme et de la gaieté dans leur environnement, s'efforçant en permanence de renforcer la solidarité entre les hommes et de supprimer ce qui les oppose. Si elles y parviennent, elles sont satisfaites, mais si elles rencontrent des résistances, elles peuvent devenir excessivement critiques, voire même réagir avec agressivité et vouloir imposer le sentiment communautaire. Il convient de souligner leur capacité à observer les choses de différents points de vue, à peser soigneusement le pour et le contre et à chercher ensuite une solution parfaite. Dans la mesure où cela ne fonctionne pas toujours du premier coup, on leur reproche parfois une certaine indécision, mais là n'est pas l'essentiel de leur personnalité. Il s'agit plus d'une volonté de toujours trouver le juste milieu et d'arrondir les angles.

Pour les personnes nées avec la Lune en Balance, il est important d'avoir le sentiment d'être appréciées et reconnues, admirées. Elles n'épargnent alors pas leurs efforts pour justifier l'estime manifestée à leur égard. Dans leur quête d'équilibre et d'harmonie, elles placent souvent leurs propres désirs et sentiments au second plan, évitent les conflits nécessaires et ne veulent parfois pas voir la réalité en face. Ce que pensent et ressentent les autres est plus important pour elles que de profiter de leur propre vie.

Dans un couple, ces personnes-là cherchent le grand amour, qui devra être fondé sur l'harmonie et une conception commune de l'existence. Chaque fois que des divergences menacent d'apparaître, elles essaient de les aplanir, de les minimiser, mais aussi de les étouffer. Dans la mesure où elles sentent – souvent de façon inconsciente – que la vérité n'est pas telle qu'elle devrait être, le couple doit aussi être pour elles un refuge rassurant, qui pourra les protéger de la dure réalité. Si elles recherchent la proximité avec leur partenaire, elles n'en souhaitent pas moins se préserver un certain espace de liberté où elles garderont leurs sentiments les plus intimes.

Pour éviter les déceptions, les personnes nées avec la Lune en Balance devront apprendre à faire face aux conflits, à voir la réalité telle qu'elle est, à se situer elles-mêmes par rapport aux choses et aux événements, et éventuellement aussi à s'opposer aux intérêts d'autrui.

Les personnes nées avec la Lune en Balance ont souvent des problèmes au niveau des reins, des voies urinaires et du pancréas.

Lune en Scorpion
au moment de la naissance

QUALITÉS
Sentimental, passionné, constant
POINTS FAIBLES
Renfermé, angoissé, têtu

Des sentiments très profonds, intenses et passionnés : voilà qui caractérise bien les personnes qui ont vu le jour alors que la Lune traversait le Scorpion.
De même qu'elles sont elles-mêmes dominées par les sentiments, elles ont un don pour regarder au-delà de la façade qu'offrent les gens et de voir jusqu'au fond de leur âme. Cette force peut aussi être une faiblesse. En effet, cette faculté leur donne la possibilité de renforcer autrui dans ses sentiments ou de le guérir lorsqu'il se sent blessé ; mais elles risquent aussi de se servir de la connaissance intime de l'âme d'autrui pour manipuler ses sentiments, voire en abuser.

La personne née avec la Lune en Scorpion se sent dans son élément dès qu'elle peut se placer sur le plan émotionnel pour gérer son activité et ses relations avec ses collègues et même ses supérieurs. Les relations purement terre à terre, impersonnelles, lui sont plutôt étrangères. Et pourtant il lui arrive parfois de se réfugier dans ce type de relations qu'elle déteste ; c'est toujours le cas lorsqu' elle redoute de devoir montrer ses sentiments. Dans la mesure où elle connaît la puissance des émotions, elle craint de se livrer, de ne pas garder ses distances.
Compte tenu de l'intensité des émotions qui l'animent, elle devra, pour pouvoir affronter la réalité, apprendre à baser ses relations aux autres sur une confiance réciproque, à enfin se donner complètement. Même dans leur couple, où elles recherchent avant tout la tendresse, la profondeur et la constance, les personnes nées avec la Lune en Scorpion peuvent mettre long-

temps avant de s'ouvrir à leur partenaire. Elles attendent de lui patience et prudence ; elles sont en effet sensibles et pourraient être facilement blessées et le quitter alors définitivement.

Les personnes nées avec la Lune en Scorpion devraient accepter de se familiariser avec des sentiments négatifs tels que la haine ou la jalousie, qui sont nécessaires pour agir rationnellement.
Lorsqu'on naît avec la Lune en Scorpion, on risque davantage de souffrir de problèmes au niveau de l'appareil urinaire et des organes sexuels.

Lune en Sagittaire
au moment de la naissance

QUALITÉS
Ouvert, généreux, tolérant
POINTS FAIBLES
Arrogant, impatient, peu réaliste

Chez la personne née avec la Lune en Sagittaire, les traits de caractère marquants sont l'enthousiasme débordant, les sentiments débordants et l'ouverture à tout ce qui est nouveau. Elle semble heureuse de vivre, conquiert facilement les gens et sait susciter leur enthousiasme vis-à-vis de ses propres objectifs. Ce qui y contribue, c'est aussi le fait qu'elle se sent très sûre d'elle et que le doute vient rarement ébranler cette conviction.

Les personnes nées avec la Lune en Scorpion aiment l'aventure, sont sans cesse à la recherche de la nouveauté et de l'inconnu. Elles ne se laissent pas guider par des conceptions rationalistes, mais plutôt par leur imagination fertile, voire débordante. Elles veulent à tout prix convaincre et influencer les autres mais sont néanmoins extrêmement prudentes quand il s'agit de s'engager ou même de se lier. Elles sont quasiment imbattables en ce qui concerne l'élaboration de projets. Toutefois, quand il s'agit de les réaliser, de surmonter les problèmes pratiques, de respecter des dates et des obligations concrètes, elles ont déjà plus de mal.

Parfois, la façade joyeuse et optimiste cache un être dont la confiance en soi n'est pas toujours si grande qu'il y paraît. Il peut alors masquer son manque d'assurance par une arrogance que la personne qu'il a en face de lui supporte difficilement. Les autres ont souvent du mal à déceler le problème car il est quasiment impossible de savoir ce qu'une personne née avec la Lune en Sagittaire éprouve au fond d'elle-même. Elle donne ainsi l'image de quelqu'un d'assez superficiel, très sûr de lui, qui n'arrive pas vraiment à gérer le quotidien.

Dans un couple, l'animation est toujours au rendez-vous. C'est le très grand amour que la personne née avec la Lune en Sagittaire recherche – elle a toujours cet idéal au fond de son cœur et elle est parfois déçue de ne pas pouvoir l'atteindre chaque jour. Si son partenaire supporte cette tension permanente, tout va bien ; mais s'il essaie de lui imposer des limites, voire de la museler, leur relation risque de ne pas durer longtemps.

Pour une personne née avec la Lune en Sagittaire, apprendre à laisser s'exprimer les sentiments (les siens et ceux des autres), même négatifs, est indispensable s'il veut parvenir à une certaine stabilité. Elle doit aussi s'efforcer de terminer ce qui est commencé et de faire preuve d'autocritique vis-à-vis du résultat.

Les personnes nées avec la Lune en Sagittaire ont souvent des problèmes au niveau du bassin et du foie. Elles ont aussi une tendance à l'obésité.

Lune en Capricorne
au moment de la naissance

QUALITÉS
Ordonné, sérieux, réaliste
POINTS FAIBLES
Renfermé, méfiant, angoissé

Les traits de caractère essentiels des personnes nées avec la Lune en Capricorne sont leur esprit positif, leur constance et leur sérieux.

Elles savent ce qu'elles veulent et elles avancent pas à pas jusqu'à leur objectif, qu'elles finissent par atteindre. On apprécie le fait qu'elles soient raisonnables et opiniâtres, disciplinées et responsables. Elles utilisent d'ailleurs ces qualités pour impressionner. Il arrive qu'elles manquent de romantisme et de joie de vivre, mais les personnes nées avec la Lune en Capricorne sont avant tout terre à terre. Elles cachent leurs sentiments profonds derrière une carapace faite de retenue et de froideur car elles connaissent la fragilité de leur âme, qui est en fait sensible. Ce n'est que lorsqu'on a enfin gagné leur confiance – il faut souvent du temps pour cela – qu'elles finissent par exprimer leurs souhaits et leurs désirs.

La personne née avec la Lune en Sagittaire trouve le repos intérieur lorsque l'ordre règne – les règles, les rituels, les cadres stricts ne la contraignent pas, mais au contraire la soutiennent. Rien n'est plus grave pour elle que d'avoir l'impression de ne servir à rien. Mais quand on lui confie ou qu'elle endosse une responsabilité, elle fait tout pour en être digne. Cela signifie aussi qu'elle utilise la puissance qu'elle exerce sur autrui et en abuse même parfois. Une fois qu'elle a les rênes en main, elle a du mal à les passer à quelqu'un d'autre. Les personnes nées avec la Lune en Capricorne devraient accorder plus d'attention aux « belles choses de la vie » – l'art, le sport, la spiritualité. Cela peut être une manière de vivre plus facilement ses émotions et d'apprendre

qu'on n'a pas à avoir honte de ses sentiments et que l'on trouve ainsi plus aisément le chemin vers autrui.
En ce qui concerne le couple, ces personnes hésitent aussi à s'engager. La peur qu'elles ont d'être dépendantes de leur partenaire et dominées par lui est profondément ancrée. D'un autre côté, elles ont souvent du mal à confier à leur partenaire les sentiments profonds qu'il lui inspire. Mais une fois qu'elles se sentent intimement liées, leur fidélité n'a pas d'égal.

Les personnes nées avec la Lune en Capricorne cachent parfois leurs sentiments derrière une carapace faite de retenue et de froideur. Mais une fois qu'on a gagné leur confiance, elles sont capables d'exprimer des sentiments profonds et sincères.
Les personnes nées avec la Lune en Capricorne souffrent souvent de calculs ainsi que de problèmes articulaires et gastriques.

> **Lune en Verseau**
> **au moment de la naissance**
>
> QUALITÉS
> Fier, tolérant, compréhensif
> POINTS FAIBLES
> Hautain, lunatique, hypersensible

Il n'est pas facile de résumer les sentiments et le caractère que manifestent les personnes nées avec la Lune en Verseau. Fières, parfois hautaines, elles cachent leurs sentiments et donnent l'impression de ne jamais se sentir concernées par rien ni personne. Or, cette impression est la plupart du temps trompeuse – le masque froid cache souvent un être extrêmement compréhensif, qui s'investit volontiers pour son entourage.

Néanmoins, les émotions fortes, voire les explosions de sentiments ne se voient que rarement chez les personnes nées avec la Lune en Verseau. En effet, non seulement elles restent froides, mais elles se tiennent effectivement toujours à distance, séparent consciencieusement vie professionnelle et vie privée, évitent une trop grande proximité, même avec leurs intimes. Dans ces conditions, il n'y a rien d'étonnant à ce qu'elles ne cherchent pas à être le point de mire au sein d'un groupe ou en société et se réservent toujours un espace où elles pourront se remettre des moments de trop grande promiscuité. Le fait que ces personnes préfèrent suivre leur propre chemin plutôt que de suivre le mouvement général n'est certainement pas une erreur de leur part. Les idées originales et les points de vue tranchés sont souvent plus mobilisateurs que les opinions généralement répandues et les vieilles habitudes. Si les autres leur reconnaissent cette individualité, elles se sentent bien et s'engagent davantage encore. En revanche, elles supportent mal qu'on critique leurs idées et leur façon d'être ; si ces critiques sont trop importantes, elles se mettent à nouveau en retrait. L'individualiste devient alors un solitaire ; sa particularité peut le conduire à l'isolement.

Au sein de leur couple, les personnes nées avec la Lune en Verseau ont également besoin d'espaces de liberté, de même qu'elles en accordent à leur partenaire. Elles veulent être aimées telles qu'elles sont et sont également prêtes à accepter l'autre tel qu'il est. Malheureusement, cette combinaison idéale n'est pas facile à trouver ; et elle ne supporte pas toujours la confrontation avec la réalité. C'est la raison pour laquelle il arrive que ces personnes-là préfèrent se retirer du jeu plutôt que d'entrer en conflit – ce qui est parfois nécessaire – avec leur partenaire.

Pour pouvoir atteindre ses objectifs dans la vie, la personne née avec la Lune en Verseau doit apprendre à trouver un juste équilibre entre distance et proximité. Elle y parviendra d'autant mieux qu'elle laissera place à ses envies – souvent réprimées – de tendresse et d'intimité.

Chez les personnes nées avec la Lune en Verseau, les problèmes se situent souvent au niveau des vaisseaux sanguins, surtout des veines. Elles souffrent également de troubles nerveux.

Lune en Poissons
au moment de la naissance

QUALITÉS
Intuitif, compréhensif, patient
POINTS FAIBLES
Changeant, influençable, naïf

L'univers affectif des personnes nées avec la Lune en Poissons est marqué par le désintéressement, le dévouement et un penchant très net pour ce qui est supra sensible.

Le besoin d'être disponible pour les autres, de les entourer de leurs soins, de les protéger, fait partie de leurs préoccupations essentielles. Même si cela les comble de bonheur, elles et ceux qu'elles protègent, elles courent le risque d'aller jusqu'au renoncement de soi et de subir l'influence de ces derniers. Mais la participation active peut alors se transformer en tolérance passive, le désintéressement peut conduire à l'abnégation.

Ce que ces personnes nées avec la Lune en Poissons donnent, elles aimeraient bien l'obtenir pour elles-mêmes, car elles ont besoin de la proximité des autres, de tendresse et de sécurité. Si elles trouvent tout cela, elles s'épanouissent dans toute la plénitude de leur romantisme et de leur désintéressement. En revanche, si elles doivent refouler ces sentiments, parce qu'elles ne trouvent autour d'elles que froideur et rationalisme, elles se soustraient à cette réalité – se réfugiant parfois dans la créativité, mais aussi parfois dans une profonde dépression. Pour leur entourage, il est important de déceler ce symptôme le plus tôt possible pour éviter une tragédie humaine. Pour la personne née avec la Lune en Poissons, il est important de pouvoir se recentrer sur soi, de percevoir et de satisfaire ses propres envies et besoins. Cela lui donne la puissance physique et émotionnelle dont elle a besoin pour vraiment aider les autres. Elle a évidemment aussi besoin d'acquérir un certain sens des réalités et de

reconnaître ses propres forces et faiblesses.
Dans leur couple aussi, les personnes nées avec la Lune en Poissons font preuve de dévouement et ont souvent envie d'une relation fusionnelle, dans laquelle elles se donnent entièrement à l'autre. Pour en arriver là, elles se sacrifient et ne se rendent pas compte ou ne veulent pas admettre que leur partenaire n'a pas toujours les mêmes objectifs et les mêmes motivations qu'elles. Elles se retrouvent ainsi parfois empêtrées dans des situations dont elles ont du mal à se sortir.

Pour les personnes nées avec la Lune en Poissons, il est important de se centrer de temps à autre sur soi-même, de réfléchir à ses propres envies et de les satisfaire.
Au niveau de la santé, les personnes nées avec la Lune en Poissons souffrent souvent d'états dépressifs. Elles ont aussi fréquemment des problèmes au niveau des pieds et des système immunitaire et lymphatique.

Les phases lunaires au moment de la naissance

Les écrits aujourd'hui quasiment tous disparus des astronomes du début du Moyen Âge laissaient entendre que la phase dans laquelle la Lune se trouve au moment de la naissance influe elle aussi sur la vie future du nouveau-né. Dans la tradition tsigane – Manouche et Rom – on trouve également trace de cette conviction. Nous vous exposons ici quelques-unes des croyances des uns et des autres.

Le premier quartier

Les personnes nées entre la nouvelle lune et la lune montante débordent de vitalité et de fraîcheur. Elles prennent volontiers l'initiative et possèdent des qualités de meneur. Leur problème, c'est qu'elles sont parfois trop imbues d'elles-mêmes, qu'elles font preuve d'un certain entêtement et qu'elles ne vont pas jusqu'au bout des choses.

Dans la tradition tsigane, on donne sur cette phase lunaire les indications suivantes : les natifs du premier quartier de Lune ont une longue vie. Ceux qui naissent le premier jour de la lune montante auront de la chance ; ceux qui naissent le deuxième jour auront beaucoup de chance. Quant à ceux qui naissent le troisième jour de ce quartier, ils auront pour amis des gens importants et influents ; ceux nés le quatrième jour oscilleront entre bonheur et malheur. Chez ceux nés le cinquième ou sixième jour, la fierté peut devenir excessive ; les natifs du septième jour doivent garder leurs souhaits secrets s'ils veulent qu'ils se réalisent.

Le deuxième quartier

L'ambition et la grande détermination dont font preuve ceux nés entre la lune montante et la pleine lune leur permettent de bien réussir, souvent dès le plus jeune âge. La plupart savent susciter l'enthousiasme des autres pour leurs propres objectifs. En revanche, ils ont tendance à ne guère tenir compte d'autrui et à profiter de

la gentillesse des autres.
Dans la tradition tsigane, les personnes nées durant cette phase lunaire auront une vie meilleure que celle de leurs parents. Aux natifs du premier jour du deuxième quartier on prédit la prospérité ; à ceux nés le deuxième jour, on prédit une vie facile et à ceux nés le troisième jour, la richesse grâce aux voyages. Les natifs du quatrième ou du cinquième jour sont particulièrement charmants et gentils. Le sixième jour apporte la réussite sans effort, et le septième de nombreux amis influents.

Le troisième quartier

Les personnes nées entre la pleine lune et la lune descendante sont tournées vers les autres et leurs besoins ; par conséquent, elles sont particulièrement à l'aise au sein d'un groupe de gens partageant les mêmes idées qu'elles. Le manque de confiance en elles peut poser problème et limiter leur épanouissement.
Selon les vieux tsiganes, les personnes qui viennent au monde pendant cette phase se trouvent confrontées à des difficultés de toutes sortes au cours de leur vie, mais elles parviennent à les surmonter à force de persévérance. Pour celles nées le premier jour de cette phase, la réussite ne sera pas au rendez-vous ; celles nées le deuxième jour se voient promises à la réussite dans le domaine des affaires. Les natifs du troisième jour connaissent la réussite dès qu'entrent en jeu l'intuition et le pressentiment. Le courage caractérise les personnes nées le quatrième jour. Les natifs du cinquième jour devront

---

Les personnes nées à la nouvelle lune sont particulièrement énergiques et dynamiques, passionnées et créatives. Mais elles ont aussi tendance à s'agiter sans cesse et à avoir des réactions excessives dans leurs relations avec autrui. Chez elles, la raison l'emporte souvent sur les sentiments.

aborder les questions d'argent avec prudence. Quant à ceux du sixième ou du septième jour, ils ont beaucoup de force.

Le dernier quartier

Les personnes qui viennent au monde au cours du dernier quartier, c'est-à-dire entre la lune descendante et la nouvelle lune, ont toujours à cœur d'aider les autres ; elles sont pleines de sollicitude et fidèles en amitié. Elles font passer l'intérêt général avant le leur. Mais leur idéalisme peut les entraîner à perdre le sens des réalités.

Chez les Manouches et les Rom, on prédit aux personnes nées durant cette phase qu'elles seront affectueuses et honnêtes. Les natifs du premier ou du deuxième jour du dernier quartier seront très heureux dans leur foyer. Ceux du troisième jour seront dignes de confiance. On prédit à ceux nés le quatrième jour une grande sensibilité. Ceux qui voient le jour le cinquième jour feront de très bons pères et de très bonnes mères. Les natifs du sixième et du septième jours devront à leur dévouement prospérité et considération.

Les personnes nées pendant la pleine lune auront une vie harmonieuse et auront un instinct sûr pour nouer de bonnes relations avec autrui. Elles s'accommodent de presque toutes les situations. Leurs sentiments prennent souvent le pas sur la raison.

Appendice

Pour vous permettre de mettre en pratique ce que vous venez de lire, nous avons rassemblé dans les pages qui suivent quelques tableaux indispensables.

Les calendriers lunaires de 2002 à 2012

Ces tableaux vous permettront de retrouver dans quel signe du zodiaque se trouvait ou se trouvera la Lune un jour précis. Ce qui a déjà été indiqué plus haut est toujours valable : le signe indiqué pour une journée donnée est celui dans lequel la Lune passe plus de douze heures. Le moment exact où la Lune passe dans un autre signe n'est pas indiqué. Pour la plupart des applications qui nous intéressent, cela n'a pas beaucoup d'importance dans la mesure où les effets du signe que la Lune vient de quitter durent encore un moment pendant lequel ceux du signe suivant commencent tout juste à se faire sentir. Si vous voulez connaître avec précision cet élément, procurez-vous un bon calendrier lunaire.

Les phases lunaires de 1920 à 2005

Si vous connaissez votre signe lunaire et qu'il ne vous manque que la phase lunaire, vous la trouverez dans les tableaux des pages 272 à 286. Si vous souhaitez là aussi connaître avec précision l'heure de passage d'une phase à l'autre – pour la mettre par exemple en corrélation avec l'heure de naissance – procurez-vous un éphéméride astrologique chez votre libraire.

Les éclipses de Lune de 1920 à 2012

Vous trouverez dans ces tableaux toutes les éclipses de Lune de la période indiquée.

Les calendriers lunaires du commerce

On trouve dans le commerce de nombreuses éditions du calendrier lunaire, la plupart du temps accompagnées de conseils. Consultez votre libraire ou fouinez dans les rayons de votre librairie. Vous n'aurez aucun mal à trouver celui qui vous convient.

Abrévations et symboles	
Nouvelle lune (NL)	Bélier
Lune montante (LM)	Taureau
Pleine lune (PL)	Gémeaux
Lune descendante (LD)	Cancer
Lune croissante	Lion
Lune décroissante	Vierge
	Balance
	Scorpion
	Sagittaire
	Capricorne
	Verseau
	Poissons

Calendrier lunaire 2002

2002	Janvier	Février	Mars	Avril	Mai	Juin	Juillet	Août	Septembre	Octobre	Novembre	Décembre
1	♌	♎	♎	♐	♑	♒	♓	♈ ◐	♊	♋	♍	♎
2	♌	♎	♎	♐	♑	♓	♈ ◐	♈	♋	♌	♎	♏
3	♍	♏	♏	♐	♒	♓ ◐	♈	♊	♋	♌	♎	♏
4	♍	♏ ◐	♏	♑ ◐	♒ ◐	♓	♉	♊	♌	♍	♏ ●	♐ ●
5	♎	♏	♐	♑	♒	♈	♉	♊	♌	♍	♏	♐
6	♎ ◐	♐	♐ ◐	♒	♓	♈	♉	♋	♍	♎ ●	♐	♑
7	♏	♐	♑	♒	♓	♉	♊	♋	♍ ●	♎	♐	♑
8	♏	♑	♑	♓	♈	♉	♊	♌ ●	♎	♏	♑	♒
9	♐	♑	♑	♓	♈	♊	♋	♌	♎	♏	♑	♒
10	♐	♒	♒	♓	♈	♊	♋ ●	♍	♏	♐	♒	♓
11	♐	♒	♒	♈	♉	♊ ●	♌	♍	♏	♐	♒ ◑	♓ ◑
12	♑	♒ ●	♓	♈ ●	♉ ●	♋	♌	♎	♐	♑	♒	♓
13	♑ ●	♓	♓	♉	♊	♋	♍	♎	♐ ◑	♑ ◑	♓	♈
14	♒	♓	♓ ●	♉	♊	♌	♍	♏	♑	♒	♓	♈
15	♒	♈	♈	♉	♊	♌	♍	♏ ◑	♑	♒	♈	♉
16	♒	♈	♈	♊	♋	♍	♎	♐	♑	♒	♈	♉
17	♓	♈	♉	♊	♋	♍	♎ ◑	♐	♒	♓	♈	♉
18	♓	♉	♉	♋	♌	♎ ◑	♏	♑	♒	♓	♉	♊
19	♈	♉	♉	♋	♌ ◑	♎	♏	♑	♓	♈	♉	♊ ○
20	♈	♊ ◑	♊	♋ ◑	♍	♏	♐	♑	♓	♈	♊ ○	♋
21	♈ ◑	♊	♊	♌	♍	♏	♐	♒	♓ ○	♈ ○	♊	♋
22	♉	♊	♋ ◑	♌	♎	♏	♑	♒ ○	♈	♉	♊	♌
23	♉	♋	♋	♍	♎	♐	♑	♓	♈	♉	♋	♌
24	♊	♋	♌	♍	♏	♐ ○	♒ ○	♓	♉	♊	♋	♌
25	♊	♌	♌	♎	♏	♑	♒	♈	♉	♊	♌	♍
26	♋	♌	♍	♎	♐ ○	♑ ♒	♒	♈	♉	♊	♌	♍
27	♋	♍ ○	♍	♏ ○	♐	♒	♓	♈	♊	♋	♍ ◐	♎ ◐
28	♌ ○	♍	♎ ○	♏	♑	♓	♓	♉	♊	♋	♍	♎
29	♌		♎	♐	♑	♓	♈	♉	♋ ◐	♌ ◐	♎	♏
30	♍		♏	♐	♑		♈	♉	♋	♌	♎	♏
31	♍		♏		♒		♈	♊ ◐		♍		♐

Calendrier lunaire 2003

2003	Janvier	Février	Mars	Avril	Mai	Juin	Juillet	Août	Septembre	Octobre	Novembre	Décembre
1	♐	♒ ●	♒	♈ ●	♉ ●	♊		♍	♏	♐	♒ ◑	♓
2	♑ ●	♒	♓	♈	♉	♋	♌	♎	♏	♑ ◑	♒	♈
3	♑	♓	♓ ●	♉	♊	♋	♌	♎	♐ ◑	♑	♓	♈
4	♒	♓	♓	♉	♊	♌	♍	♏	♐	♒	♓	♈
5	♒	♈	♈	♉	♊	♌	♍	♏ ◑	♑	♒	♈	♉
6	♓	♈	♈	♊	♋	♌	♎	♏	♑	♒	♈	♉
7	♓	♈	♉	♊	♋	♍ ◑	♎ ◑	♐	♒	♓	♈	♉
8	♓	♉	♉	♋	♌	♍	♏	♐	♒	♓	♉	♊ ○
9	♈	♉	♉	♋	♌ ◑	♎	♏	♑	♓	♈	♉ ○	♊
10	♈	♊	♊	♋ ◑	♍	♎	♐	♑	♓ ○	♈ ○	♊	♋
11	♉	♊	♊ ◑	♌	♍	♏	♐	♒	♓	♉	♊	♋
12	♉	♊	♋	♌	♍	♏	♑	♒ ○	♈	♉	♊	♋
13	♉ ♊	♋	♋	♍	♎	♐	♑ ○	♓	♈	♉	♋	♌
14	♊	♋	♌	♍	♎	♐ ○	♒	♓	♉	♊	♋	♌
15	♋	♌	♌	♎	♏	♑	♒	♈	♉	♊	♌	♍
16	♋	♌	♌	♎ ○	♏ ○	♑	♒	♈	♉	♊	♌	♍ ◐
17	♋ ○	♍ ○	♍	♏	♐	♒	♓	♈	♊	♋	♌ ◐	♎
18	♌	♍	♍ ○	♏	♐	♒	♓	♉	♊ ◐	♋ ◐	♍	♎
19	♌	♎	♎	♐	♑	♓	♈	♉	♋	♌	♍	♏
20	♍	♎	♎	♐	♑	♓	♈	♊ ◐	♋	♌	♎	♏
21	♍	♏	♏	♑	♒	♓ ◐	♉ ◐	♊	♋	♍	♎	♐
22	♎	♏	♏	♑	♒	♈	♉	♊	♌	♍	♏	♐
23	♎	♐ ◐	♐	♒ ◐	♓ ◐	♈	♉	♋	♌	♎	♏	♑ ●
24	♏ ◐	♐	♐	♒	♓	♉	♊	♋	♍	♎	♐ ●	♑
25	♏	♐	♑ ◐	♒	♈	♉	♊	♌	♍	♏ ●	♐	♒
26	♐	♑	♑	♓	♈	♉	♊	♌	♎ ●	♏	♑	♒
27	♐	♑	♒	♓	♈	♊	♋	♍ ●	♎	♐	♑	♒
28	♑	♒	♒	♈	♉	♊	♋	♍	♏	♐	♒	♓
29	♑		♓	♈	♉	♋ ●	♌ ●	♍	♏	♑	♒	♓
30	♑		♓	♈	♊	♋	♌	♎	♐	♑	♓ ◑	♈ ◑
31			♓		♊ ●		♍	♎		♑		♈

Calendrier lunaire 2004

2004	Janvier	Février	Mars	Avril	Mai	Juin	Juillet	Août	Septembre	Octobre	Novembre	Décembre
1	♉	♊	♋	♌	♍	♏	♐	♒	♈	♉	♊	♌
2	♉	♊	♋	♍	♎	♐	♑ ○	♓	♈	♉	♋	♌
3	♉	♋	♌	♍	♎	♐ ○	♑	♓	♉	♊	♋	♌
4	♊	♋	♌	♎	♏ ○	♑	♒	♈	♉	♊	♌	♍
5	♊	♌	♌	♎ ○	♏	♑	♒	♈	♊	♋	♌ ◐	♍ ◐
6	♋	♌ ○	♍	♏	♐	♒	♓	♈	♊ ◐	♋ ◐	♌	♎
7	♋ ○	♍	♍ ○	♏	♐	♒	♓	♉ ◐	♊	♋	♍	♎
8	♋	♍	♎	♏	♑	♓	♈	♉	♋	♌	♍	♎
9	♌	♍	♎	♐	♑	♓ ◐	♈ ◐	♊	♋	♌	♎	♏
10	♌	♎	♏	♐	♒	♓	♉	♊	♋	♍	♎	♏
11	♍	♎	♏	♑	♒ ◐	♈	♉	♊	♌	♍	♏	♐
12	♍	♏	♐	♑ ◐	♓	♈	♉	♋	♌	♍	♏ ●	♐ ●
13	♎	♏ ◐	♐ ◐	♒	♓	♉	♊	♋	♍	♎	♐	♑
14	♎	♐	♑	♒	♈	♉	♊	♌	♍ ●	♎ ●	♐	♑
15	♎ ◐	♐	♑	♓	♈	♉	♋	♌	♎	♏	♑	♒
16	♏	♑	♑	♓	♈	♊	♋	♌ ●	♎	♏	♑	♒
17	♏	♑	♒	♈	♉	♊ ●	♋ ●	♍	♏	♐	♒	♓
18	♐	♒	♒	♈	♉	♋	♌	♍	♏	♐	♒	♓ ◑
19	♐	♒	♓	♈ ●	♊ ●	♋	♌	♎	♏	♑	♓ ◑	♈
20	♑	♓ ●	♓ ●	♉	♊	♋	♍	♎	♐	♑ ◑	♓	♈
21	♑ ●	♓	♈	♉	♊	♌	♍	♏	♐ ◑	♒	♓	♉
22	♒	♓	♈	♊	♋	♌	♍	♏	♑	♒	♈	♉
23	♒	♈	♉	♊	♋	♍	♎	♐ ◑	♑	♓	♈	♉
24	♓	♈	♉	♊	♌	♍	♎	♐	♒	♓	♉	♊
25	♓	♉	♉	♋	♌	♎ ◑	♏ ◑	♐	♒	♈	♉	♊
26	♈	♉	♊	♋	♌	♎	♏	♑	♓	♈	♊ ○	♋ ○
27	♈	♊	♊	♌ ◑	♍ ◑	♎	♐	♑	♓	♈	♊	♋
28	♈	♊ ◑	♋	♌	♍	♏	♐	♒	♈ ○	♉ ○	♊	♋
29	♉ ◑	♊	♋ ◑	♌	♎	♏	♑	♒	♈	♉	♋	♌
30	♉		♋	♍	♎	♐	♑	♓ ○	♉	♊	♋	♌
31	♊		♌		♏		♒ ○	♓		♊		♍

Calendrier lunaire 2005

2005	Janvier	Février	Mars	Avril	Mai	Juin	Juillet	Août	Septembre	Octobre	Novembre	Décembre
1	Vierge	Scorpion	Scorpion	Capricorne	Verseau ☾	Bélier	Taureau	Gémeaux	Lion	Vierge	Scorpion	Sagittaire ●
2	Vierge	Scorpion ☾	Scorpion	Capricorne ☾	Verseau	Bélier	Taureau	Cancer	Lion	Vierge	Scorpion ●	Sagittaire
3	Balance ☾	Scorpion	Sagittaire ☾	Verseau	Poissons	Taureau	Gémeaux	Cancer	Vierge ●	Balance ●	Scorpion	Capricorne
4	Balance	Sagittaire	Sagittaire	Verseau	Poissons	Taureau	Gémeaux	Lion	Vierge	Balance	Sagittaire	Capricorne
5	Scorpion	Sagittaire	Capricorne	Poissons	Bélier	Taureau	Cancer	Lion ●	Balance	Scorpion	Sagittaire	Verseau
6	Scorpion	Capricorne	Capricorne	Poissons	Bélier	Gémeaux ●	Cancer ●	Lion	Balance	Scorpion	Capricorne	Verseau
7	Sagittaire	Capricorne	Verseau	Poissons	Taureau	Gémeaux	Cancer	Vierge	Balance	Sagittaire	Capricorne	Poissons
8	Sagittaire	Verseau ●	Verseau	Bélier ●	Taureau ●	Cancer	Lion	Vierge	Scorpion	Sagittaire	Verseau	Poissons ☽
9	Capricorne	Verseau	Poissons	Bélier	Gémeaux	Cancer	Lion	Balance	Scorpion	Sagittaire	Verseau ☽	Bélier
10	Capricorne ●	Poissons	Poissons ●	Taureau	Gémeaux	Cancer	Vierge	Balance	Sagittaire	Capricorne ☽	Poissons	Bélier
11	Verseau	Poissons	Bélier	Taureau	Gémeaux	Lion	Vierge	Balance	Sagittaire ☽	Capricorne	Poissons	Bélier
12	Verseau	Bélier	Bélier	Gémeaux	Cancer	Lion	Vierge	Scorpion	Capricorne	Verseau	Bélier	Taureau
13	Poissons	Bélier	Taureau	Gémeaux	Cancer	Vierge	Balance	Scorpion ☽	Capricorne	Verseau	Bélier	Taureau
14	Poissons	Taureau	Taureau	Cancer	Lion	Vierge	Balance ☽	Sagittaire	Verseau	Poissons	Taureau	Gémeaux
15	Bélier	Taureau	Taureau	Cancer	Lion	Vierge ☽	Scorpion	Sagittaire	Verseau	Poissons	Taureau	Gémeaux ○
16	Bélier	Gémeaux ☽	Gémeaux	Cancer ☽	Lion ☽	Balance	Scorpion	Capricorne	Poissons	Bélier	Taureau ○	Cancer
17	Bélier ☽	Gémeaux	Gémeaux ☽	Lion	Vierge	Balance	Scorpion	Capricorne	Poissons	Bélier ○	Gémeaux	Cancer
18	Taureau	Gémeaux	Cancer	Lion	Vierge	Scorpion	Sagittaire	Verseau	Bélier ○	Taureau	Gémeaux	Cancer
19	Taureau	Cancer	Cancer	Vierge	Balance	Scorpion	Sagittaire	Verseau ○	Bélier	Taureau	Cancer	Lion
20	Gémeaux	Cancer	Cancer	Vierge	Balance	Sagittaire	Capricorne	Poissons	Bélier	Gémeaux	Cancer	Lion
21	Gémeaux	Lion	Lion	Vierge	Balance	Sagittaire	Capricorne ○	Poissons	Taureau	Gémeaux	Lion	Vierge
22	Cancer	Lion	Lion	Balance	Scorpion	Capricorne ○	Verseau	Bélier	Taureau	Cancer	Lion	Vierge
23	Cancer	Lion	Vierge	Balance	Scorpion ○	Capricorne	Verseau	Bélier	Gémeaux	Cancer	Lion ☾	Vierge ☾
24	Cancer	Vierge ○	Vierge	Scorpion ○	Sagittaire	Verseau	Poissons	Taureau	Gémeaux	Cancer	Vierge	Balance
25	Lion ○	Vierge	Vierge ○	Scorpion	Sagittaire	Verseau	Poissons	Taureau	Cancer ☾	Lion ☾	Vierge	Balance
26	Lion	Balance	Balance	Sagittaire	Capricorne	Poissons	Bélier	Gémeaux ☾	Cancer	Lion	Balance	Scorpion
27	Lion	Balance	Balance	Sagittaire	Capricorne	Poissons	Bélier	Gémeaux	Cancer	Vierge	Balance	Scorpion
28	Vierge	Balance	Scorpion	Capricorne	Verseau	Bélier ☾	Taureau ☾	Gémeaux	Lion	Vierge	Balance	Sagittaire
29	Vierge		Scorpion	Capricorne	Verseau	Bélier	Taureau	Cancer	Lion	Vierge	Scorpion	Sagittaire
30	Balance		Sagittaire	Capricorne	Poissons ☾	Bélier	Gémeaux	Cancer	Vierge	Balance	Scorpion	Sagittaire Capricorne
31	Balance		Sagittaire		Poissons		Gémeaux	Lion		Balance		●

Calendrier lunaire 2006

2006	Janvier	Février	Mars	Avril	Mai	Juin	Juillet	Août	Septembre	Octobre	Novembre	Décembre
1	♑	♓	♈	♉	♊	♌	♍	♎	♐	♑	♓	♈
2	♒	♈	♈	♊	♋	♌	♍	♏ ◑	♐	♒	♓	♉
3	♒	♈	♉	♊	♋	♍	♎ ◑	♏	♑	♒	♈	♉
4	♓	♉	♉	♋	♌	♍ ◑	♎	♐	♑	♓	♈	♊
5	♓	♉ ◑	♉	♋ ◑	♌ ◑	♎	♏	♐	♒	♓	♉ ○	♊ ○
6	♈ ◑	♊	♊ ◑	♋	♌	♎	♏	♑	♒	♈	♉	♋
7	♈	♊	♊	♌	♍	♎	♏	♑	♓ ○	♈ ○	♊	♋
8	♉	♊	♋	♌	♍	♏	♐	♒	♓	♉	♊	♋
9	♉	♋	♋	♍	♎	♏	♐	♒ ○	♈	♉	♋	♌
10	♊	♋	♌	♍	♎	♐	♑	♓	♈	♊	♋	♌
11	♊	♌	♌	♍	♎	♐ ○	♑ ○	♓	♉	♊	♌	♍
12	♋	♌	♌	♎	♏	♑	♒	♈	♉	♋	♌ ◐	♍ ◐
13	♋	♌ ○	♍	♎ ○	♏ ○	♑	♒	♈	♊	♋	♌	♎
14	♋ ○	♍	♍	♏	♐	♑	♓	♉	♊ ◐	♋ ◐	♍	♎
15	♌	♍	♍ ○	♏	♐	♒	♓	♉	♋	♌	♍	♎
16	♌	♎	♎	♏	♑	♒	♈	♉ ◐	♋	♌	♎	♏
17	♍	♎	♎	♐	♑	♓	♈ ◐	♊	♋	♍	♎	♏
18	♍	♎	♏	♐	♒	♓ ◐	♉	♊	♌	♍	♎	♐
19	♍	♏	♏	♑	♒	♈	♉	♋	♌	♍	♏	♐
20	♎	♏	♐	♑	♓ ◐	♈	♊	♋	♍	♎	♏ ●	♐ ●
21	♎	♐ ◐	♐	♒ ◐	♓	♉	♊	♌	♍	♎	♐	♑
22	♏ ◐	♐	♐ ◐	♒	♓	♉	♊	♌	♍ ●	♏ ●	♐	♑
23	♏	♑	♑	♓	♈	♊	♋	♌ ●	♎	♏	♑	♒
24	♏	♑	♑	♓	♈	♊	♋	♍	♎	♏	♑	♒
25	♐	♒	♒	♈	♉	♋ ●	♌ ●	♍	♏	♐	♑	♓
26	♐	♒	♒	♈	♉	♋	♌	♎	♏	♐	♒	♓
27	♑	♓	♓	♉ ●	♊ ●	♋	♌	♎		♑	♒	♈ ◑
28	♑	♓ ●	♓	♉	♊	♌	♍	♎	♐	♑	♓ ◑	♈
29	♒ ●		♈ ●	♊	♋	♌	♍	♏	♐	♒ ◑	♓	♉
30	♒		♈	♊	♋	♍	♎	♏	♑ ◑	♒	♈	♉
31	♓		♉		♌		♎	♐ ◑		♒		♉

Calendrier lunaire 2007

2007	Janvier	Février	Mars	Avril	Mai	Juin	Juillet	Août	Septembre	Octobre	Novembre	Décembre
1	♊	♌	♌	♍	♏	♐ ○	♑	♓	♉	♊	♌ ◐	♍ ◐
2	♊	♌ ○	♌	♎ ○	♏ ○	♐	♒	♓	♉	♊	♌	♍
3	♋ ○	♌	♍	♎	♏	♑	♒	♈	♊	♋ ◐	♌	♎
4	♋	♍	♍ ○	♏	♐	♑	♓	♈	♊ ◐	♋	♍	♎
5	♌	♍	♎	♏	♐	♒	♓	♉ ◐	♊	♌	♍	♎
6	♌	♎	♎	♏	♑	♒	♓	♉	♋	♌	♎	♏
7	♍	♎	♎	♐	♑	♓	♈ ◐	♊	♋	♍	♎	♏
8	♍	♎	♏	♐	♑	♓ ◐	♈	♊	♌	♍	♎	♐
9	♍	♏	♏	♑	♒	♈	♉	♋	♌	♍	♏	♐ ●
10	♎	♏ ◐	♐	♑ ◐	♒ ◐	♈	♉	♋	♍	♎	♏ ●	♐
11	♎ ◐	♐	♐	♑	♓	♈	♊	♌	♍ ●	♎ ●	♐	♑
12	♏	♐	♐ ◐	♒	♓	♉	♊	♌	♍	♏	♐	♑
13	♏	♐	♑	♒	♈	♉	♋	♌ ●	♎	♏	♐	♒
14	♏	♑	♑	♓	♈	♊	♋ ●	♍	♎	♏	♑	♒
15	♐	♑	♒	♓	♉	♊ ●	♌	♍	♏	♐	♑	♒
16	♐	♒	♒	♈	♉ ●	♋	♌	♎	♏	♐	♒	♓
17	♑	♒ ●	♓	♈ ●	♊	♋	♍	♎	♏	♑	♒ ◑	♓ ◑
18	♑	♓	♓	♉	♊	♌	♍	♎	♐	♑	♓	♈
19	♒ ●	♓	♈ ●	♉	♋	♌	♍	♏	♐ ◑	♑ ◑	♓	♈
20	♒	♈	♈	♊	♋	♍	♎	♏	♑	♒	♓	♉
21	♓	♈	♉	♊	♌	♍	♎	♐ ◑	♑	♒	♈	♉
22	♓	♉	♉	♋	♌	♍ ◑	♏ ◑	♐	♒	♓	♈	♊
23	♈	♉	♊	♋	♌ ◑	♎	♏	♐	♒	♓	♉	♊
24	♈	♊ ◑	♊	♌ ◑	♍	♎	♏	♑	♒	♈	♉ ○	♋ ○
25	♈	♊	♋ ◑	♌	♍	♏	♐	♑	♓	♈	♊	♋
26	♉ ◑	♋	♋	♍	♎	♏	♐	♒	♓ ○	♉ ○	♊	♌
27	♉	♋	♋	♍	♎	♏	♑	♒	♈	♉	♋	♌
28	♊	♋	♌	♍	♎	♐	♑	♓ ○	♈	♊	♋	♍
29	♊		♌	♎	♏	♐	♑	♓	♉	♊	♌	♍
30	♋		♍	♎	♏	♑ ○	♒ ○	♈	♉	♋	♌	♍
31	♋		♍		♐		♒	♈		♋		♎ ◐

Calendrier lunaire 2008

2008	Janvier	Février	Mars	Avril	Mai	Juin	Juillet	Août	Septembre	Octobre	Novembre	Décembre
1	♎	♐	♐	♒	♓	♉	♊	♌ ●	♍	♏	♐	♑
2	♏	♐	♑	♒	♈	♉	♋	♌	♎	♏	♐	♒
3	♏	♑	♑	♓	♈	♊ ●	♋ ●	♍	♎	♏	♑	♒
4	♏	♑	♒	♓	♈	♊	♌	♍	♏	♐	♑	♒
5	♐	♑	♒	♈	♉ ●	♋	♌	♎	♏	♐	♒	♓ ◑
6	♐	♒	♓	♈ ●	♉	♋	♌	♎	♐	♑	♒ ◑	♓
7	♑	♒ ●	♓ ●	♉	♊	♌	♍	♎	♐ ◑	♑ ◑	♓	♈
8	♑ ●	♓	♓	♉	♊	♌	♍	♏ ◑	♐	♑	♓	♈
9	♑	♓	♈	♊	♋	♍	♎	♏	♑	♒	♓	♉
10	♒	♈	♈	♊	♋	♍ ◑	♎ ◑	♐	♑	♒	♈	♉
11	♒	♈	♉	♋	♌	♎	♏	♐	♒	♓	♈	♊
12	♓	♉	♉	♋ ◑	♌ ◑	♎	♏	♐	♒	♓	♉	♊ ○
13	♓	♉	♊	♌	♍	♎	♏	♑	♒	♈	♉ ○	♋
14	♈	♉ ◑	♊ ◑	♌	♍	♏	♐	♑	♓	♈ ○	♊	♋
15	♈ ◑	♊	♋	♌	♎	♏	♐	♒	♓ ○	♉	♊	♌
16	♉	♊	♋	♍	♎	♐	♑	♒ ○	♈	♉	♋	♌
17	♉	♋	♌	♍	♎	♐	♑	♓	♈	♊	♋	♍
18	♊	♋	♌	♎	♏	♐ ○	♑ ○	♓	♉	♊	♌	♍
19	♊	♌	♍	♎	♏	♑	♒	♓	♉	♊	♌ ◐	♍ ◐
20	♋	♌	♍	♏ ○	♐ ○	♑	♒	♈	♊	♋	♍	♎
21	♋	♍ ○	♍ ○	♏	♐	♒	♓	♈	♊	♋ ◐	♍	♎
22	♌ ○	♍	♎	♏	♐	♒	♓	♉	♋ ◐	♌	♎	♏
23	♌	♎	♎	♐	♑	♒	♈	♉	♋	♌	♎	♏
24	♌	♎	♏	♐	♑	♓	♈	♊ ◐	♌	♍	♎	♏
25	♍	♎	♏	♑	♒	♓	♈ ◐	♊	♌	♍	♏	♐
26	♍	♏	♏	♑	♒	♈ ◐	♉	♋	♌	♎	♏	♐
27	♎	♏	♐	♑	♒	♈	♉	♋	♍	♎	♐ ●	♑ ●
28	♎	♐	♐	♒ ◐	♓ ◐	♉	♊	♌	♍	♎	♐	♑
29	♏	♐ ◐	♑ ◐	♒	♓	♉	♊	♌	♎ ●	♏ ●	♐	♑
30	♏ ◐		♑	♓	♈	♊	♋	♍ ●	♎	♏	♑	♒
31	♏		♑		♈		♋	♍		♐		♒

Calendrier lunaire 2009

2009	Janvier	Février	Mars	Avril	Mai	Juin	Juillet	Août	Septembre	Octobre	Novembre	Décembre
1	♓	♈	♉	♊	♌ ☽	♍	♏	♐	♒	♓	♈	♉
2	♓	♉	♉	♋ ☽	♌	♎	♏	♑	♒	♓	♉ ○	♊ ○
3	♈	♉ ☽	♊	♋	♍	♎	♏	♑	♒	♈	♉	♊
4	♈ ☽	♊	♊ ☽	♌	♍	♏	♐	♑	♓ ○	♈ ○	♊	♋
5	♈	♊	♊	♌	♎	♏	♐	♒	♓	♈	♊	♋
6	♉	♋	♋	♍	♎	♐	♑	♒ ○	♈	♉	♋	♌
7	♉	♋	♋	♍	♎	♐ ○	♑ ○	♓	♈	♉	♋	♌
8	♊	♌	♌	♎	♏	♐	♑	♓	♉	♊	♌	♍
9	♊	♌ ○	♌	♎ ○	♏ ○	♑	♒	♓	♉	♊	♌ ☾	♍ ☾
10	♋	♍	♍	♏	♐	♑	♒	♈	♉	♋	♌	♎
11	♋ ○	♍	♍ ○	♏	♐	♒	♓	♈	♊	♋ ☾	♍	♎
12	♌	♎	♎	♏	♐	♒	♓	♉	♊ ☾	♌	♍	♏
13	♌	♎	♎	♐	♑	♒	♓	♉ ☾	♋	♌	♎	♏
14	♍	♎	♏	♐	♑	♓	♈	♊	♋	♍	♎	♏
15	♍	♏	♏	♑	♒	♓ ☾	♈ ☾	♊	♌	♍	♏	♐
16	♎	♏ ☾	♐	♑	♒	♈	♉	♊	♌	♎	♏ ●	♐ ●
17	♎	♐	♐	♑ ☾	♒ ☾	♈	♉	♋	♍	♎	♐	♑
18	♏ ☾	♐	♐ ☾	♒	♓	♈	♊	♋	♍ ●	♎ ●	♐	♑
19	♏	♐	♑	♒	♓	♉	♊	♌	♎	♏	♐	♒
20	♏	♑	♑	♓	♈	♉	♋	♌ ●	♎	♏	♑	♒
21	♐	♑	♒	♓	♈	♊	♋	♍	♏	♐	♑	♒
22	♐	♒	♒	♓	♉	♊ ●	♌ ●	♍	♏	♐	♒	♓
23	♑	♒	♒	♈	♉	♋	♌	♎	♏	♑	♒	♓
24	♑	♒	♓	♈	♊ ●	♋	♍	♎	♐	♑	♒ ☽	♓ ☽
25	♑	♓ ●	♓	♉ ●	♊	♌	♍	♏	♐	♑	♓	♈
26	♒ ●	♓	♈ ●	♉	♋	♌	♎	♏	♑ ☽	♒ ☽	♓	♈
27	♒	♈	♈	♊	♋	♍	♎	♐ ☽	♑	♒	♈	♉
28	♓	♈	♉	♊	♌	♍	♏ ☽	♐	♑	♓	♈	♉
29	♓		♉	♋	♌	♎ ☽	♏	♐	♒	♓	♉	♊
30	♓		♉	♋	♍	♎	♏	♑	♒	♓	♉	♊
31	♈		♊		♍ ☽		♐	♑		♈		♋ ○

Calendrier lunaire 2010

2010	Janvier	Février	Mars	Avril	Mai	Juin	Juillet	Août	Septembre	Octobre	Novembre	Décembre
1	♋	♍	♍	♏	♐	♒	♓	♈	♊ ◐	♋ ◐	♍	♎
2	♌	♍	♎	♏	♑	♒	♓	♉	♊	♋	♍	♎
3	♌	♎	♎	♐	♑	♒	♓	♉ ◐	♋	♌	♎	♏
4	♍	♎	♏	♐	♑	♓ ◐	♈ ◐	♉	♋	♌	♎	♏
5	♍	♏	♏	♑	♒	♓	♈	♊	♌	♍	♏	♐ ●
6	♎	♏ ◐	♐	♑ ◐	♒ ◐	♈	♉	♊	♌	♍	♏ ●	♐
7	♎ ◐	♐	♐ ◐	♑	♓	♈	♉	♋	♍	♎ ●	♐	♑
8	♏	♐	♐	♒	♓	♈	♊	♋	♍ ●	♎	♐	♑
9	♏	♑	♑	♒	♓	♉	♊	♌	♎	♏	♐	♒
10	♏	♑	♑	♓	♈	♉	♊	♌ ●	♎	♏	♑	♒
11	♐	♑	♒	♓	♈	♊	♋ ●	♍	♏	♐	♑	♒
12	♐	♒	♒	♓	♉	♊ ●	♋	♍	♏	♐	♒	♓
13	♑	♒	♒	♈	♉	♋	♌	♎	♏	♑	♒ ◑	♓ ◑
14	♑	♒ ●	♓	♈ ●	♉ ●	♋	♌	♎	♐	♑ ◑	♓	♈
15	♑ ●	♓	♓ ●	♉	♊	♌	♍	♏	♐ ◑	♑	♓	♈
16	♒	♓	♈	♉	♊	♌	♍	♏ ◑	♑	♒	♓	♈
17	♒	♈	♈	♊	♋	♍	♎	♐	♑	♒	♈	♉
18	♓	♈	♈	♊	♋	♍	♎ ◑	♐	♒	♓	♈	♉
19	♓	♉	♉	♊	♌	♎ ◑	♏	♐	♒	♓	♉	♊
20	♓	♉	♉	♋	♌	♎	♏	♑	♒	♓	♉	♊
21	♈	♉	♊	♋	♍ ◑	♎	♐	♑	♓	♈	♉ ○	♋ ○
22	♈	♊ ◑	♊	♌	♍	♏	♐	♒	♓	♈	♊	♋
23	♉ ◑	♊	♋ ◑	♌	♎	♏	♑	♒	♈ ○	♉ ○	♊	♋
24	♉	♋	♋	♍	♎	♐	♑	♒ ○	♈	♉	♋	♌
25	♉	♋	♌	♍	♏	♐	♑	♓	♉	♉	♋	♌
26	♊	♌	♌	♎	♏	♑ ○	♒ ○	♓	♉	♊	♌	♍
27	♊	♌	♍	♎	♏	♑	♒	♈	♉	♊	♌	♍
28	♋	♍ ○	♍	♏ ○	♐ ○	♑	♓	♈	♊	♋	♍ ◐	♎ ◐
29	♋		♍	♏	♐	♒	♓	♈	♊	♋	♍	♎
30	♌ ○		♎ ○	♐	♑	♒	♓	♉	♊	♌ ◐	♍	♏
31	♌		♎		♑		♈	♉		♌		♏

Calendrier lunaire 2011

2011	Janvier	Février	Mars	Avril	Mai	Juin	Juillet	Août	Septembre	Octobre	Novembre	Décembre
1	♐	♑	♒	♓	♈	♊ ●	♋ ●	♍	♎	♐	♑	♒
2	♐	♒	♒	♓	♉	♊	♋	♍	♏	♐	♒ ◑	♓ ◑
3	♑	♒ ●	♒	♈ ●	♉ ●	♋	♌	♎	♏	♑	♒	♓
4	♑ ●	♓	♓ ●	♈	♉	♋	♌	♎	♐ ◑	♑ ◑	♓	♈
5	♑	♓	♓	♉	♊	♋	♍	♎	♐	♑	♓	♈
6	♒	♓	♈	♉	♊	♌	♍	♏ ◑	♑	♒	♓	♈
7	♒	♈	♈	♉	♋	♌	♎	♏	♑	♒	♈	♉
8	♓	♈	♈	♊	♋	♍	♎ ◑	♐	♒	♓	♈	♉
9	♓	♈	♉	♊	♌	♍ ◑	♏	♐	♒	♓	♉	♊
10	♓	♉	♉	♋	♌ ◑	♎	♏	♑	♒	♓	♉ ○	♊ ○
11	♈	♉ ◑	♊	♋ ◑	♌	♎	♐	♑	♓	♈	♉	♊
12	♈ ◑	♊	♊	♌	♍	♏	♐	♒	♓ ○	♈ ○	♊	♋
13	♉	♊	♊ ◑	♌	♍	♏	♐	♒ ○	♈	♉	♊	♋
14	♉	♋	♋	♍	♎	♐	♑	♒	♈	♉	♋	♌
15	♉	♋	♋	♍	♎	♐ ○	♑ ○	♓	♈	♉	♋	♌
16	♊	♌	♌	♎	♏	♑	♒	♓	♉	♊	♋	♍
17	♊	♌	♌	♎	♏ ○	♑	♒	♈	♉	♊	♌	♍
18	♋	♍ ○	♍	♏ ○	♐	♑	♓	♈	♊	♋	♌ ◐	♎ ◐
19	♋ ○	♍	♍ ○	♏	♐	♒	♓	♈	♊	♋	♍	♎
20	♌	♎	♎	♐	♑	♒	♓	♉	♊ ◐	♌ ◐	♍	♏
21	♌	♎	♎	♐	♑	♓	♈	♉ ◐	♋	♌	♎	♏
22	♍	♏	♏	♑	♒	♓	♈	♊	♋	♌	♎	♏
23	♍	♏	♏	♑	♒	♈ ◐	♉ ◐	♊	♌	♍	♏	♐
24	♎	♏	♐	♑	♒ ◐	♈	♉	♋	♌	♍	♏	♐ ●
25	♎	♐ ◐	♐	♒ ◐	♓	♈	♉	♋	♍	♎	♐ ●	♑
26	♏ ◐	♐	♑ ◐	♒	♓	♉	♊	♋	♍	♎ ●	♐	♑
27	♏	♑	♑	♓	♈	♉	♊	♌	♎ ●	♏	♑	♒
28	♐	♑	♑	♓	♈	♊	♋	♌	♎	♏	♑	♒
29	♐		♒	♓	♈	♊	♋	♍ ●	♏	♐	♒	♓
30	♐		♒	♈	♉	♊	♌ ●	♍	♏	♐	♒	♓
31	♑		♓		♉		♌	♎		♑		♈

Calendrier lunaire 2012

2012	Janvier	Février	Mars	Avril	Mai	Juin	Juillet	Août	Septembre	Octobre	Novembre	Décembre
1	♈ ◑	♉	♊ ◑	♌	♍	♎	♐	♒	♓	♈	♊	♋
2	♈	♊	♊	♌	♍	♏	♐	♒ ○	♈	♉	♊	♋
3	♉	♊	♋	♌	♎	♏	♑ ○	♒	♈	♉	♋	♌
4	♉	♋	♋	♍	♎	♐ ○	♑	♓	♈	♉	♋	♌
5	♊	♋	♌	♍	♏	♐	♒	♓	♉	♊	♋	♌
6	♊	♋	♌	♎ ○	♏ ○	♑	♒	♈	♉	♊	♌	♍ ◐
7	♊	♌ ○	♍	♎	♐	♑	♓	♈	♊	♋	♌ ◐	♍
8	♋	♌	♍ ○	♏	♐	♒	♓	♉	♊ ◐	♋ ◐	♍	♎
9	♋ ○	♍	♎	♏	♑	♒	♓	♉ ◐	♊	♋	♍	♎
10	♌	♍	♎	♐	♑	♓	♈	♉	♋	♌	♎	♏
11	♌	♎	♏	♐	♒	♓ ◐	♈ ◐	♊	♋	♌	♎	♏
12	♍	♎	♏	♑	♒ ◐	♈	♉	♊	♌	♍	♎	♐
13	♍	♏	♐	♑ ◐	♒	♈	♉	♋	♌	♍	♏ ●	♐ ●
14	♍	♏ ◐	♐	♒	♓	♈	♉	♋	♍	♎	♐	♑
15	♎	♐	♑ ◐	♒	♓	♉	♊	♋	♍	♎ ●	♐	♑
16	♎ ◐	♐	♑	♓	♈	♉	♊	♌	♍ ●	♏	♑	♒
17	♏	♑	♑	♓	♈	♊	♋	♌ ●	♎	♏	♑	♒
18	♏	♑	♒	♓	♉	♊	♋	♍	♎	♐	♑	♓
19	♐	♒	♒	♈	♉	♊ ●	♌ ●	♍	♏	♐	♒	♓
20	♐	♒	♓	♈	♉	♋	♌	♎	♏	♑	♒ ◑	♈ ◑
21	♑	♒ ●	♓	♉ ●	♊ ●	♋	♌	♎	♐	♑	♓	♈
22	♑	♓	♈ ●	♉	♊	♌	♍	♏	♐ ◑	♒ ◑	♓	♈
23	♒ ●	♓	♈	♉	♊	♌	♍	♏	♑	♒	♈	♉
24	♒	♈	♈	♊	♋	♌	♎	♐ ◑	♑	♒	♈	♉
25	♓	♈	♉	♊	♋	♍	♎	♐	♒	♓	♈	♊
26	♓	♈	♉	♋	♌	♍	♏ ◑	♐	♒	♓	♉	♊
27	♓	♉	♊	♋	♌	♎ ◑	♏	♑	♓	♈	♉	♊
28	♈	♉	♊	♋	♍ ◑	♎	♐	♑	♓	♈	♊ ○	♋ ○
29	♈	♊	♊	♌ ◑	♍	♏	♐	♒	♓	♉ ○	♊	♋
30	♉		♋ ◑	♌	♎	♏	♑	♒	♈ ○	♉	♊	♌
31	♉ ◑		♋		♎		♑	♓ ○		♉		♌

Les phases lunaires de 1920 à 2005

Abréviations

NL = nouvelle lune
LM = lune montante
PL = pleine lune
LD = lune descendante

NL à LM = 1er quartier
LM à PL = 2e quartier
PL à LD = 3e quartier
LD à LN = dernier quartier

1920	Janv.	Fév.	Mars	Avril	Mai	Juin	Juil.	Août	Sept.	Oct.	Nov.	Déc.
NL	21	19	20	18	18	16	15	14	12	12	10	10
LM	28	27	27	25	24	23	22	21	20	20	18	18
PL	5	4	4	3	3	1	1/31	29	28	27	26	25
LD	13	11	12	11	11	9	9	7	5	5	3	2

1921	Janv.	Fév.	Mars	Avril	Mai	Juin	Juil.	Août	Sept.	Oct.	Nov.	Déc.
NL	9	8	9	8	7	6	5	3	2	1/31	29	29
LM	17	15	17	15	14	12	12	10	9	8	7	7
PL	24	22	23	22	21	20	20	18	17	17	15	15
LD	1/30	–	1/31	30	29	28	28	26	24	24	22	21

1922	Janv.	Fév.	Mars	Avril	Mai	Juin	Juil.	Août	Sept.	Oct.	Nov.	Déc.
NL	28	26	28	27	26	25	24	22	21	20	19	18
LM	6	5	6	5	4	2	1/31	29	27	27	26	26
PL	13	12	13	11	11	9	9	7	6	6	4	4
LD	20	18	20	19	18	17	17	15	14	13	12	11

1923	Janv.	Fév.	Mars	Avril	Mai	Juin	Juil.	Août	Sept.	Oct.	Nov.	Déc.
NL	17	15	17	16	15	14	14	12	10	10	8	8
LM	25	24	25	24	23	21	21	19	17	16	15	15
PL	3	1	3	1/30	30	28	27	26	25	24	23	23
LD	10	8	9	8	7	6	6	4	3	3	1	1/30

1924	Janv.	Fév.	Mars	Avril	Mai	Juin	Juil.	Août	Sept.	Oct.	Nov.	Déc.
NL	6	5	5	4	4	2	2/31	30	28	28	26	26
LM	13	12	13	12	12	10	9	8	6	5	3	3
PL	22	20	21	19	18	17	16	14	13	12	11	11
LD	29	27	27	26	25	24	23	22	21	20	19	19

1925	Janv.	Fév.	Mars	Avril	Mai	Juin	Juil.	Août	Sept.	Oct.	Nov.	Déc.
NL	24	23	24	23	22	21	20	19	18	17	16	15
LM	2/31	–	2	1	1/30	29	28	27	25	24	23	22
PL	10	8	10	9	8	6	6	4	2	2/31	30	30
LD	17	16	17	16	15	13	12	11	10	9	8	8

1926	Janv.	Fév.	Mars	Avril	Mai	Juin	Juil.	Août	Sept.	Oct.	Nov.	Déc.
NL	14	12	14	12	11	10	10	8	7	6	5	5
LM	20	19	21	20	19	18	18	16	15	14	13	12
PL	28	27	29	28	27	25	25	23	21	21	19	19
LD	7	6	7	5	5	3	2/31	30	28	28	27	27

1927	Janv.	Fév.	Mars	Avril	Mai	Juin	Juil.	Août	Sept.	Oct.	Nov.	Déc.
NL	3	2	3	2	1/30	29	28	27	25	25	24	24
LM	10	9	10	9	8	7	7	5	4	4	2	2/31
PL	17	16	18	17	16	15	14	13	11	10	9	8
LD	26	24	26	24	24	22	21	19	18	17	16	16

1928	Janv.	Fév.	Mars	Avril	Mai	Juin	Juil.	Août	Sept.	Oct.	Nov.	Déc.
NL	22	21	21	20	19	17	17	15	14	13	12	12
LM	29	28	28	26	26	24	24	23	22	21	20	20
PL	7	5	6	5	4	3	3	1/31	29	28	27	26
LD	14	13	14	13	12	11	10	8	6	6	4	4

1929	Janv.	Fév.	Mars	Avril	Mai	Juin	Juil.	Août	Sept.	Oct.	Nov.	Déc.
NL	11	9	11	9	9	7	6	5	3	2	1	1/31
LM	18	17	18	16	15	14	13	12	10	10	9	9
PL	25	23	25	23	23	22	21	20	19	18	17	16
LD	2	1	3	2	2/31	30	29	27	26	25	23	23

1930	Janv.	Fév.	Mars	Avril	Mai	Juin	Juil.	Août	Sept.	Oct.	Nov.	Déc.
NL	29	28	30	28	28	26	25	24	22	21	20	20
LM	8	6	8	6	5	3	3	1/31	29	29	28	28
PL	14	13	14	13	12	11	10	9	8	7	6	6
LD	21	20	22	20	20	19	18	17	15	15	13	12

1931	Janv.	Fév.	Mars	Avril	Mai	Juin	Juil.	Août	Sept.	Oct.	Nov.	Déc.
NL	18	17	19	18	17	16	15	13	12	11	9	9
LM	27	25	27	25	24	23	22	20	18	18	17	16
PL	4	3	4	2	2/31	30	29	28	26	26	25	25
LD	11	9	11	9	9	8	8	6	5	4	3	2

1932	Janv.	Fév.	Mars	Avril	Mai	Juin	Juil.	Août	Sept.	Oct.	Nov.	Déc.
NL	8	6	7	6	5	4	3	2/31	30	29	28	27
LM	15	14	15	14	13	11	11	9	7	6	5	4
PL	23	22	22	20	20	18	17	16	14	14	13	13
LD	1/30	28	29	27	27	25	25	24	23	22	21	20

1933	Janv.	Fév.	Mars	Avril	Mai	Juin	Juil.	Août	Sept.	Oct.	Nov.	Déc.
NL	26	24	26	24	24	23	22	21	19	19	17	17
LM	3	2	4	3	2	1/30	30	28	26	25	24	23
PL	11	10	12	10	9	8	7	5	4	3	2	2/31
LD	19	17	18	17	16	15	14	13	11	11	10	10

1934	Janv.	Fév.	Mars	Avril	Mai	Juin	Juil.	Août	Sept.	Oct.	Nov.	Déc.
NL	15	14	15	14	13	12	11	10	9	8	7	6
LM	22	21	23	21	21	20	19	18	16	15	14	13
PL	30	–	1/31	29	28	27	26	24	23	22	21	20
LD	8	7	8	7	6	4	3	2/31	30	30	29	29

1935	Janv.	Fév.	Mars	Avril	Mai	Juin	Juil.	Août	Sept.	Oct.	Nov.	Déc.
NL	5	3	5	3	2	1/30	30	29	27	27	26	25
LM	11	10	12	10	10	9	8	7	6	5	4	3
PL	19	18	20	18	18	16	16	14	12	12	10	10
LD	27	26	27	26	25	23	22	21	19	19	18	17

1936	Janv.	Fév.	Mars	Avril	Mai	Juin	Juil.	Août	Sept.	Oct.	Nov.	Déc.
NL	24	22	23	21	20	19	18	17	15	15	14	14
LM	1/31	29	29	28	28	26	26	25	23	23	22	21
PL	8	7	8	6	6	5	4	3	1/30	30	28	28
LD	16	15	16	14	14	12	11	9	8	7	6	5

1937	Janv.	Fév.	Mars	Avril	Mai	Juin	Juil.	Août	Sept.	Oct.	Nov.	Déc.
NL	12	11	12	11	10	8	8	6	4	4	3	3
LM	19	18	19	17	17	15	15	14	12	12	11	11
PL	26	25	27	25	25	24	23	22	20	19	18	17
LD	4	3	5	4	3	2	1/30	29	27	26	25	24

1938	Janv.	Fév.	Mars	Avril	Mai	Juin	Juil.	Août	Sept.	Oct.	Nov.	Déc.
NL	1/31	–	2/31	30	29	27	27	25	23	23	22	21
LM	9	8	9	7	6	5	4	3	1	1/31	30	29
PL	16	14	16	14	14	13	12	11	9	9	7	7
LD	23	22	24	22	22	21	20	18	17	16	14	14

1939	Janv.	Fév.	Mars	Avril	Mai	Juin	Juil.	Août	Sept.	Oct.	Nov.	Déc.
NL	20	19	21	19	19	17	16	15	13	12	11	10
LM	28	27	28	26	26	24	23	21	20	20	19	18
PL	5	4	5	4	3	2	1/31	29	28	28	26	26
LD	12	11	12	11	11	10	9	8	6	6	4	3

1940	Janv.	Fév.	Mars	Avril	Mai	Juin	Juil.	Août	Sept.	Oct.	Nov.	Déc.
NL	9	8	9	7	7	6	5	3	2	1/30	29	28
LM	17	16	17	15	14	13	12	10	8	8	6	6
PL	25	23	23	22	21	20	19	18	16	16	15	14
LD	2/31	–	1/30	29	29	27	27	26	24	24	22	22

1941	Janv.	Fév.	Mars	Avril	Mai	Juin	Juil.	Août	Sept.	Oct.	Nov.	Déc.
NL	27	26	27	26	26	24	24	22	21	20	19	18
LM	5	4	6	5	4	2	2/31	29	27	27	25	25
PL	13	12	13	11	11	9	8	7	5	5	4	3
LD	20	18	20	18	18	16	16	15	13	13	12	11

1942	Janv.	Fév.	Mars	Avril	Mai	Juin	Juil.	Août	Sept.	Oct.	Nov.	Déc.
NL	16	15	17	15	15	13	13	12	10	10	8	8
LM	24	23	25	23	23	21	21	19	17	16	15	14
PL	2	1	3	1/30	30	28	27	26	24	24	22	22
LD	10	8	9	8	7	5	5	4	2	2	1	1/30

1943	Janv.	Fév.	Mars	Avril	Mai	Juin	Juil.	Août	Sept.	Oct.	Nov.	Déc.
NL	6	5	6	4	4	2	2	1/30	29	29	27	27
LM	13	12	13	12	12	11	10	9	7	6	5	4
PL	21	20	21	20	19	18	17	15	14	13	12	11
LD	29	27	29	27	26	24	24	22	21	21	19	19

1944	Janv.	Fév.	Mars	Avril	Mai	Juin	Juil.	Août	Sept.	Oct.	Nov.	Déc.
NL	25	24	24	22	22	20	20	18	17	17	15	15
LM	2	1	1/31	30	30	28	28	27	25	24	23	22
PL	10	9	10	8	8	6	6	4	2	2/31	30	29
LD	18	17	17	16	15	13	12	11	9	9	7	7

1945	Janv.	Fév.	Mars	Avril	Mai	Juin	Juil.	Août	Sept.	Oct.	Nov.	Déc.
NL	14	12	14	12	11	10	9	8	6	6	5	4
LM	21	19	20	19	18	17	17	16	14	14	13	12
PL	28	27	28	27	27	25	25	23	21	21	19	19
LD	6	5	7	5	5	3	2/31	30	28	27	26	26

1946	Janv.	Fév.	Mars	Avril	Mai	Juin	Juil.	Août	Sept.	Oct.	Nov.	Déc.
NL	3	2	3	2	1/30	29	28	26	25	25	23	23
LM	10	9	10	8	8	6	6	4	3	3	2	1/31
PL	17	16	17	16	16	14	14	12	11	10	9	8
LD	25	24	25	24	24	22	21	20	18	17	15	15

1947	Janv.	Fév.	Mars	Avril	Mai	Juin	Juil.	Août	Sept.	Oct.	Nov.	Déc.
NL	22	21	22	21	20	18	18	16	14	14	12	12
LM	30	28	29	27	27	25	24	23	22	22	20	20
PL	7	5	7	5	5	3	3	2/31	30	29	28	27
LD	14	12	14	13	13	11	11	9	8	7	5	5

1948	Janv.	Fév.	Mars	Avril	Mai	Juin	Juil.	Août	Sept.	Oct.	Nov.	Déc.
NL	11	10	10	9	9	7	6	5	3	2	1/30	30
LM	19	18	18	16	16	14	13	11	10	9	8	8
PL	26	24	25	23	23	21	21	19	18	18	16	16
LD	3	2	2	1	1/30	29	29	27	26	25	23	23

1949	Janv.	Fév.	Mars	Avril	Mai	Juin	Juil.	Août	Sept.	Oct.	Nov.	Déc.
NL	29	27	29	28	27	26	25	24	22	21	20	19
LM	7	6	8	6	5	4	3	1/30	29	28	27	27
PL	14	13	14	13	12	10	10	8	7	7	5	5
LD	21	20	21	20	19	18	18	16	15	15	13	13

1950	Janv.	Fév.	Mars	Avril	Mai	Juin	Juil.	Août	Sept.	Oct.	Nov.	Déc.
NL	18	16	18	17	17	15	15	13	12	11	10	9
LM	26	25	26	25	24	23	22	20	18	18	16	16
PL	4	2	4	2	2/31	29	29	27	26	25	24	24
LD	11	9	11	9	8	7	7	5	4	4	3	2

1951	Janv.	Fév.	Mars	Avril	Mai	Juin	Juil.	Août	Sept.	Oct.	Nov.	Déc.
NL	7	6	7	6	6	4	4	2	1	1/30	29	28
LM	15	13	15	14	14	12	12	10	8	8	6	5
PL	23	21	23	21	21	19	18	17	15	15	13	13
LD	1/30	29	30	28	27	26	25	24	23	23	21	21

1952	Janv.	Fév.	Mars	Avril	Mai	Juin	Juil.	Août	Sept.	Oct.	Nov.	Déc.
NL	26	25	25	24	23	22	22	20	19	18	17	17
LM	4	2	3	2	2/31	30	30	28	26	26	24	23
PL	12	11	11	10	9	8	7	5	4	3	2	1/31
LD	20	18	19	17	16	14	14	12	11	10	9	9

1953	Janv.	Fév.	Mars	Avril	Mai	Juin	Juil.	Août	Sept.	Oct.	Nov.	Déc.
NL	15	14	15	13	13	11	11	9	8	8	6	6
LM	22	20	22	21	20	19	19	17	16	15	14	13
PL	30	28	30	29	28	27	26	24	23	22	21	20
LD	8	7	8	7	6	4	3	2/31	29	29	28	28

1954	Janv.	Fév.	Mars	Avril	Mai	Juin	Juil.	Août	Sept.	Oct.	Nov.	Déc.
NL	5	3	5	3	2	1/30	29	28	27	26	25	25
LM	12	10	11	10	9	8	8	6	5	5	3	3
PL	19	17	19	18	17	16	16	14	12	12	10	10
LD	27	26	27	26	25	23	23	21	19	18	17	17

1955	Janv.	Fév.	Mars	Avril	Mai	Juin	Juil.	Août	Sept.	Oct.	Nov.	Déc.
NL	24	22	24	22	21	20	19	17	16	15	14	14
LM	1/31	–	1/30	29	28	27	26	25	24	24	22	22
PL	8	7	8	7	6	5	5	3	2	1/31	29	29
LD	15	14	16	15	15	13	12	11	9	8	6	6

1956	Janv.	Fév.	Mars	Avril	Mai	Juin	Juil.	Août	Sept.	Oct.	Nov.	Déc.
NL	13	11	12	11	10	8	8	6	4	4	2	2
LM	20	19	19	18	17	15	14	13	12	11	10	10
PL	27	26	26	25	24	23	22	21	20	19	18	17
LD	4	3	4	3	3	1	1/30	29	27	26	25	24

1957	Janv.	Fév.	Mars	Avril	Mai	Juin	Juil.	Août	Sept.	Oct.	Nov.	Déc.
NL	1/30	–	1/31	30	29	27	27	25	23	23	21	21
LM	9	8	9	7	7	5	4	2	1/30	30	29	29
PL	16	14	16	14	13	12	11	10	9	8	7	7
LD	22	21	23	22	21	20	20	18	17	16	14	14

1958	Janv.	Fév.	Mars	Avril	Mai	Juin	Juil.	Août	Sept.	Oct.	Nov.	Déc.
NL	19	18	20	19	18	17	16	15	13	12	11	10
LM	28	26	28	26	26	24	23	21	20	19	18	18
PL	5	4	5	4	3	1	1/30	29	27	27	26	26
LD	12	11	12	11	10	9	9	7	6	6	4	4

1959	Janv.	Fév.	Mars	Avril	Mai	Juin	Juil.	Août	Sept.	Oct.	Nov.	Déc.
NL	9	7	9	8	7	6	6	4	3	2/31	30	29
LM	16	15	17	16	15	14	13	11	9	9	7	7
PL	24	23	24	23	22	20	20	18	17	16	15	15
LD	2/31	–	2/31	29	29	27	27	26	25	24	23	23

1960	Janv.	Fév.	Mars	Avril	Mai	Juin	Juil.	Août	Sept.	Oct.	Nov.	Déc.
NL	28	26	27	25	25	24	23	22	21	20	19	18
LM	5	4	5	4	4	2	2/31	29	28	27	25	25
PL	14	12	13	11	11	9	8	7	5	4	3	3
LD	21	20	20	18	17	16	15	14	12	12	11	11

1961	Janv.	Fév.	Mars	Avril	Mai	Juin	Juil.	Août	Sept.	Oct.	Nov.	Déc.
NL	16	15	16	15	14	13	12	11	10	9	8	8
LM	23	22	24	22	22	21	21	19	17	17	15	14
PL	2/31	–	2	1/30	30	28	27	26	24	23	22	22
LD	10	8	10	8	7	5	5	3	2	1/31	30	30

1962	Janv.	Fév.	Mars	Avril	Mai	Juin	Juil.	Août	Sept.	Oct.	Nov.	Déc.
NL	6	5	6	4	4	2	2/31	30	28	28	27	26
LM	13	11	13	11	11	10	10	8	7	6	5	4
PL	20	19	21	20	19	18	17	15	14	13	11	11
LD	29	27	29	27	26	25	24	22	20	20	19	18

1963	Janv.	Fév.	Mars	Avril	Mai	Juin	Juil.	Août	Sept.	Oct.	Nov.	Déc.
NL	25	24	25	23	23	21	20	19	17	17	16	16
LM	3	1	2	1/30	30	28	28	27	26	25	24	23
PL	10	8	10	9	8	7	6	5	3	3	1	1/30
LD	17	16	18	17	16	14	14	12	10	9	8	7

1964	Janv.	Fév.	Mars	Avril	Mai	Juin	Juil.	Août	Sept.	Oct.	Nov.	Déc.
NL	14	13	14	12	11	10	9	7	6	5	4	4
LM	22	20	20	19	18	17	16	15	13	13	12	12
PL	29	27	28	26	26	25	24	23	21	21	19	19
LD	6	5	6	5	4	3	2	1/30	28	27	26	25

1965	Janv.	Fév.	Mars	Avril	Mai	Juin	Juil.	Août	Sept.	Oct.	Nov.	Déc.
NL	2	1	3	2	1/30	29	28	26	25	24	23	22
LM	10	9	10	9	8	6	5	4	2	2	1	1/31
PL	17	16	17	16	15	14	13	12	11	10	9	8
LD	24	23	25	23	23	22	21	20	18	17	16	15

1966	Janv.	Fév.	Mars	Avril	Mai	Juin	Juil.	Août	Sept.	Oct.	Nov.	Déc.
NL	21	20	22	20	20	18	18	16	14	14	12	12
LM	29	28	29	28	27	25	24	23	21	21	20	19
PL	7	5	7	5	4	3	2	1/31	29	29	28	27
LD	13	12	14	12	12	11	10	9	8	7	5	5

1967	Janv.	Fév.	Mars	Avril	Mai	Juin	Juil.	Août	Sept.	Oct.	Nov.	Déc.
NL	10	9	11	9	9	8	7	6	4	3	2	1/31
LM	18	17	19	17	17	15	14	12	11	10	9	8
PL	26	24	26	24	23	22	21	20	18	18	17	17
LD	3	2	3	1	1/31	29	29	28	26	26	25	24

1968	Janv.	Fév.	Mars	Avril	Mai	Juin	Juil.	Août	Sept.	Oct.	Nov.	Déc.
NL	29	28	28	27	27	25	25	24	22	21	20	19
LM	7	6	7	6	5	4	3	1/31	29	28	27	26
PL	15	14	14	13	12	10	10	8	6	6	5	5
LD	22	21	21	19	19	17	17	16	14	14	13	13

1969	Janv.	Fév.	Mars	Avril	Mai	Juin	Juil.	Août	Sept.	Oct.	Nov.	Déc.
NL	18	16	18	16	16	15	14	13	11	11	9	9
LM	25	24	26	24	24	23	22	20	19	18	16	16
PL	3	2	4	2	2/31	29	29	27	25	25	24	23
LD	11	10	11	9	8	7	6	5	3	3	2	2/31

1970	Janv.	Fév.	Mars	Avril	Mai	Juin	Juil.	Août	Sept.	Oct.	Nov.	Déc.
NL	7	6	7	6	5	4	3	2/31	30	30	28	28
LM	14	13	14	13	13	12	11	10	8	8	6	5
PL	22	21	23	21	21	19	18	17	15	14	13	12
LD	30	–	1/30	28	27	26	25	23	22	22	21	20

1971	Janv.	Fév.	Mars	Avril	Mai	Juin	Juil.	Août	Sept.	Oct.	Nov.	Déc.
NL	26	25	26	25	24	22	22	20	19	19	18	17
LM	4	2	4	2	2	1/30	30	29	27	27	25	25
PL	11	10	12	10	10	9	8	6	5	4	2	2/31
LD	19	18	20	18	17	16	15	13	11	11	9	9

1972	Janv.	Fév.	Mars	Avril	Mai	Juin	Juil.	Août	Sept.	Oct.	Nov.	Déc.
NL	16	15	15	13	13	11	10	9	7	7	6	5
LM	23	21	22	20	20	18	18	17	15	15	14	13
PL	30	29	29	28	28	26	26	24	23	22	21	20
LD	8	7	8	7	6	4	4	2/31	29	29	27	27

1973	Janv.	Fév.	Mars	Avril	Mai	Juin	Juil.	Août	Sept.	Oct.	Nov.	Déc.
NL	4	3	5	3	2	1/30	29	28	26	26	24	24
LM	12	10	11	10	9	7	7	5	4	4	3	3
PL	18	17	19	17	17	15	15	14	12	12	10	10
LD	26	25	27	25	25	23	23	21	19	18	17	16

1974	Janv.	Fév.	Mars	Avril	Mai	Juin	Juil.	Août	Sept.	Oct.	Nov.	Déc.
NL	23	22	23	22	21	20	19	17	16	15	14	13
LM	1/31	–	1/31	29	28	26	26	24	23	23	21	21
PL	8	7	8	6	6	4	4	3	1	1/31	29	29
LD	15	14	15	14	14	13	12	11	9	8	7	6

1975	Janv.	Fév.	Mars	Avril	Mai	Juin	Juil.	Août	Sept.	Oct.	Nov.	Déc.
NL	12	11	13	11	11	9	9	7	5	5	3	3
LM	20	19	20	19	18	16	15	14	12	12	10	10
PL	27	26	27	25	25	23	23	21	20	20	18	18
LD	4	3	4	3	3	2	1/31	30	28	27	26	25

1976	Janv.	Fév.	Mars	Avril	Mai	Juin	Juil.	Août	Sept.	Oct.	Nov.	Déc.
NL	1/31	–	1/30	29	29	27	27	25	23	23	21	21
LM	9	8	9	7	7	5	4	2	1/30	29	28	28
PL	17	15	16	14	13	12	11	10	8	8	7	6
LD	24	22	22	21	20	19	19	18	16	16	14	14

1977	Janv.	Fév.	Mars	Avril	Mai	Juin	Juil.	Août	Sept.	Oct.	Nov.	Déc.
NL	19	18	19	18	18	16	16	14	13	12	11	10
LM	27	26	27	26	26	24	23	22	20	19	17	17
PL	5	4	5	4	3	1	1/30	28	27	27	25	25
LD	12	11	12	10	10	8	8	6	5	5	4	3

1978	Janv.	Fév.	Mars	Avril	Mai	Juin	Juil.	Août	Sept.	Oct.	Nov.	Déc.
NL	9	7	9	7	7	5	5	4	2	2/31	30	29
LM	16	14	16	15	15	13	13	11	10	9	7	7
PL	24	23	24	23	22	20	20	18	16	16	14	14
LD	2	1	2/31	29	29	27	26	25	24	24	22	22

1979	Janv.	Fév.	Mars	Avril	Mai	Juin	Juil.	Août	Sept.	Oct.	Nov.	Déc.
NL	28	26	28	26	26	24	24	22	21	21	19	19
LM	5	4	5	4	4	2	2	1/30	29	28	26	26
PL	13	12	13	12	12	10	9	8	6	5	4	3
LD	21	20	21	19	19	17	16	14	13	12	11	11

1980	Janv.	Fév.	Mars	Avril	Mai	Juin	Juil.	Août	Sept.	Oct.	Nov.	Déc.
NL	17	16	16	15	14	12	12	10	9	9	7	7
LM	24	23	23	22	21	20	20	19	17	17	15	15
PL	2	1	1/31	30	29	28	27	26	24	23	22	21
LD	10	9	10	8	7	6	5	3	1	1/30	29	29

1981	Janv.	Fév.	Mars	Avril	Mai	Juin	Juil.	Août	Sept.	Oct.	Nov.	Déc.
NL	6	4	6	4	4	2	1/31	29	28	27	26	26
LM	13	11	13	11	11	9	9	7	6	6	5	4
PL	20	18	20	19	19	17	17	15	14	13	11	11
LD	28	27	28	27	26	25	24	22	20	20	18	18

1982	Janv.	Fév.	Mars	Avril	Mai	Juin	Juil.	Août	Sept.	Oct.	Nov.	Déc.
NL	25	23	25	23	23	21	20	19	17	17	15	15
LM	3	1	2	1/30	29	28	27	26	25	25	23	23
PL	9	8	9	8	8	6	6	5	3	3	1	1/30
LD	17	15	17	16	16	14	14	12	10	10	8	7

1983	Janv.	Fév.	Mars	Avril	Mai	Juin	Juil.	Août	Sept.	Oct.	Nov.	Déc.
NL	14	13	14	13	12	11	10	8	7	6	4	4
LM	22	20	22	20	19	17	17	15	14	13	12	12
PL	28	27	28	27	26	25	25	23	22	21	20	20
LD	6	4	6	5	5	3	3	2/31	29	29	27	26

1984	Janv.	Fév.	Mars	Avril	Mai	Juin	Juil.	Août	Sept.	Oct.	Nov.	Déc.
NL	3	2	2	1	1/30	29	28	26	25	24	22	22
LM	11	10	10	9	8	6	5	4	2	1/31	30	30
PL	18	17	17	15	15	13	13	11	10	10	8	8
LD	25	23	24	23	22	21	21	19	18	17	16	15

1985	Janv.	Fév.	Mars	Avril	Mai	Juin	Juil.	Août	Sept.	Oct.	Nov.	Déc.
NL	21	19	21	20	19	18	18	16	14	14	12	12
LM	29	28	29	28	27	25	25	23	21	20	19	19
PL	7	5	7	5	4	3	2/31	30	29	28	27	27
LD	14	12	13	12	11	10	10	8	7	7	5	5

1986	Janv.	Fév.	Mars	Avril	Mai	Juin	Juil.	Août	Sept.	Oct.	Nov.	Déc.
NL	10	9	10	9	9	7	7	5	4	3	2	1/31
LM	17	16	18	17	17	15	14	13	11	10	8	8
PL	26	24	26	24	23	22	21	19	18	17	16	16
LD	3	2	3	1	1/30	29	28	27	26	26	24	24

1987	Janv.	Fév.	Mars	Avril	Mai	Juin	Juil.	Août	Sept.	Oct.	Nov.	Déc.
NL	29	28	29	28	27	26	25	24	23	22	21	20
LM	6	5	7	6	6	4	4	2	1/30	29	28	27
PL	15	13	15	14	13	11	11	9	7	7	5	5
LD	22	21	22	20	20	18	17	16	15	14	13	13

1988	Janv.	Fév.	Mars	Avril	Mai	Juin	Juil.	Août	Sept.	Oct.	Nov.	Déc.
NL	19	17	18	16	16	14	13	12	11	10	9	9
LM	25	24	25	24	23	22	22	20	19	18	16	16
PL	4	2	3	2	2/31	29	29	27	25	25	23	23
LD	12	11	11	9	9	7	6	4	3	2	1	1/31

1989	Janv.	Fév.	Mars	Avril	Mai	Juin	Juil.	Août	Sept.	Oct.	Nov.	Déc.
NL	7	6	7	6	5	3	3	1/31	29	29	28	28
LM	14	13	14	12	12	11	11	9	8	8	6	6
PL	21	20	22	21	20	19	18	17	15	14	13	12
LD	30	28	30	28	28	26	25	23	22	21	20	20

1990	Janv.	Fév.	Mars	Avril	Mai	Juin	Juil.	Août	Sept.	Oct.	Nov.	Déc.
NL	26	25	26	25	24	22	22	20	19	18	17	17
LM	4	2	4	2	1/31	30	29	28	27	26	25	25
PL	11	9	11	10	9	8	8	6	5	4	2	2/31
LD	18	17	19	18	17	16	15	13	11	11	9	9

1991	Janv.	Fév.	Mars	Avril	Mai	Juin	Juil.	Août	Sept.	Oct.	Nov.	Déc.
NL	16	14	16	14	14	12	11	10	8	7	6	6
LM	23	21	23	21	20	19	18	17	16	15	14	14
PL	30	28	30	28	28	27	26	25	24	23	21	21
LD	7	6	8	7	7	5	5	3	1	1/30	28	28

1992	Janv.	Fév.	Mars	Avril	Mai	Juin	Juil.	Août	Sept.	Oct.	Nov.	Déc.
NL	5	3	4	3	2	1/30	29	28	26	25	24	24
LM	13	11	12	10	9	7	7	5	4	3	2	2
PL	19	18	18	17	16	15	14	13	12	11	10	10
LD	26	25	26	24	24	23	23	21	19	19	17	16

1993	Janv.	Fév.	Mars	Avril	Mai	Juin	Juil.	Août	Sept.	Oct.	Nov.	Déc.
NL	22	21	23	22	21	20	19	17	16	15	13	13
LM	1/31	–	1/31	29	28	27	26	24	22	22	21	20
PL	8	7	8	6	6	4	4	2	1/30	30	29	29
LD	15	13	15	13	13	12	12	10	9	8	7	6

1994	Janv.	Fév.	Mars	Avril	Mai	Juin	Juil.	Août	Sept.	Oct.	Nov.	Déc.
NL	12	10	12	11	10	9	8	7	5	5	3	3
LM	19	18	20	19	18	16	16	14	12	11	10	9
PL	27	26	27	25	25	23	22	21	19	19	18	18
LD	5	3	4	3	2	1/30	30	29	28	27	26	25

1995	Janv.	Fév.	Mars	Avril	Mai	Juin	Juil.	Août	Sept.	Oct.	Nov.	Déc.
NL	1/30	–	1/31	29	29	28	27	26	24	24	22	22
LM	8	7	9	8	7	6	5	4	2	1/30	29	28
PL	16	15	17	15	14	13	12	10	9	8	7	7
LD	24	22	23	22	21	19	19	18	16	16	15	15

1996	Janv.	Fév.	Mars	Avril	Mai	Juin	Juil.	Août	Sept.	Oct.	Nov.	Déc.
NL	20	19	19	18	17	16	15	14	13	12	11	10
LM	27	26	27	25	25	24	23	22	20	19	18	17
PL	5	4	5	4	3	1	1/30	28	27	26	25	24
LD	13	12	12	11	10	8	7	6	4	4	3	3

1997	Janv.	Fév.	Mars	Avril	Mai	Juin	Juil.	Août	Sept.	Oct.	Nov.	Déc.
NL	9	7	9	7	6	5	4	3	2	1/31	30	29
LM	15	14	16	14	14	13	12	11	10	9	7	7
PL	23	22	24	22	22	20	20	18	16	16	14	14
LD	2/31	–	2/31	30	29	27	26	25	23	23	22	21

1998	Janv.	Fév.	Mars	Avril	Mai	Juin	Juil.	Août	Sept.	Oct.	Nov.	Déc.
NL	28	26	28	26	25	24	23	22	20	20	19	18
LM	5	3	5	3	3	2	1/31	30	28	28	27	26
PL	12	11	13	12	11	10	9	8	6	5	4	3
LD	20	19	21	19	19	17	16	14	13	12	11	10

1999	Janv.	Fév.	Mars	Avril	Mai	Juin	Juil.	Août	Sept.	Oct.	Nov.	Déc.
NL	17	16	17	16	15	13	13	11	9	9	8	7
LM	24	23	24	22	22	20	20	19	17	17	16	16
PL	2/31	–	2	1/30	30	28	28	27	25	24	23	22
LD	9	8	10	9	8	7	6	4	3	2/31	30	29

2000	Janv.	Fév.	Mars	Avril	Mai	Juin	Juil.	Août	Sept.	Oct.	Nov.	Déc.
NL	6	5	6	4	4	2	1/31	29	27	27	26	25
LM	14	13	13	11	10	9	8	7	5	5	4	4
PL	21	19	20	18	18	17	16	15	13	13	11	11
LD	28	27	28	26	26	25	24	22	21	20	18	18

2001	Janv.	Fév.	Mars	Avril	Mai	Juin	Juil.	Août	Sept.	Oct.	Nov.	Déc.
NL	24	23	25	23	23	21	20	19	17	16	15	14
LM	2	1	3	1/30	30	28	27	25	24	24	23	22
PL	9	8	9	8	7	6	5	4	2	2	1/30	30
LD	16	15	16	15	15	14	13	12	10	10	8	7

2002	Janv.	Fév.	Mars	Avril	Mai	Juin	Juil.	Août	Sept.	Oct.	Nov.	Déc.
NL	13	12	14	12	12	11	10	8	7	6	4	4
LM	21	20	22	20	19	18	17	15	13	13	11	11
PL	28	27	28	27	26	24	24	23	21	21	20	19
LD	6	4	6	4	4	3	2	1/31	29	29	27	27

2003	Janv.	Fév.	Mars	Avril	Mai	Juin	Juil.	Août	Sept.	Oct.	Nov.	Déc.
NL	2	1	3	1	1/31	29	29	27	26	25	24	23
LM	10	9	11	10	9	7	7	5	3	2	1/30	30
PL	18	17	18	16	16	14	13	12	10	10	9	8
LD	25	23	25	23	23	21	21	20	18	18	17	16

2004	Janv.	Fév.	Mars	Avril	Mai	Juin	Juil.	Août	Sept.	Oct.	Nov.	Déc.
NL	21	20	20	19	19	17	17	16	14	14	12	12
LM	29	28	29	27	27	25	25	23	21	21	19	18
PL	7	6	7	5	4	3	2/31	30	28	28	26	26
LD	15	13	13	12	11	9	9	8	6	6	5	5

2005	Janv.	Fév.	Mars	Avril	Mai	Juin	Juil.	Août	Sept.	Oct.	Nov.	Déc.
NL	10	8	10	8	8	6	6	5	3	3	2	1/31
LM	17	16	17	16	16	15	14	13	11	10	9	8
PL	25	24	25	24	23	22	21	19	18	17	16	15
LD	3	2	3	2	1/30	28	28	26	25	25	23	23

2006	Janv.	Fév.	Mars	Avril	Mai	Juin	Juil.	Août	Sept.	Oct.	Nov.	Déc
NL	29	28	29	27	27	25	25	23	22	22	20	20
LM	6	5	6	5	5	4	3	2/31	30	29	28	27
PL	14	13	15	13	13	11	11	9	7	7	5	5
LD	22	21	22	21	20	18	17	16	14	14	12	12

Les éclipses de Lune de 1920 à 2021

Date	Durée	Nature	Signe lunaire
03.05.1920	02.51	totale	Scorpion
27.10.1920	15.11	totale	Taureau
22.04.1921	08.44	totale	Scorpion
16.10.1921	23.54	partielle	Bélier
03.03.1923	04.32	partielle	Vierge
26.08.1923	11.39	partielle	Poissons
20.02.1924	17.09	totale	Vierge
14.08.1924	21.20	totale	Verseau
08.02.1925	22.42	partielle	Lion
04.08.1925	12.53	partielle	Verseau
15.06.1927	09.24	totale	Sagittaire
08.12.1927	18.35	totale	Gémeaux
03.06.1928	13.10	totale	Sagittaire
27.11.1928	10.01	totale	Gémeaux
13.04.1930	06.58	partielle	Balance
07.10.1930	20.07	partielle	Bélier
02.04.1931	21.08	totale	Balance
26.09.1931	05.41	partielle	Vierge
22.03.1932	13.32	partielle	Balance
14.09.1932	22.01	partielle	Poissons
30.01.1934	17.42	partielle	Lion
26.07.1934	13.15	partielle	Verseau
19.01.1935	16.47	totale	Cancer
16.07.1935	06.00	totale	Capricorne
08.01.1936	19.10	totale	Cancer
04.07.1936	18.25	partielle	Capricorne
18.11.1937	09.19	partielle	Taureau
14.05.1938	09.44	totale	Scorpion
07.11.1938	23.26	totale	Taureau
03.05.1939	16.11	totale	Scorpion
28.10.1939	07.36	partielle	Taureau

Date	Durée	Nature	Signe lunaire
13.03.1941	12.55	partielle	Vierge
05.09.1941	18.47	partielle	Poissons
03.03.1942	01.21	totale	Vierge
26.08.1942	04.48	totale	Poissons
20.02.1943	06.38	partielle	Vierge
15.08.1943	20.28	partielle	Verseau
25.06.1945	16.14	partielle	Capricorne
19.12.1945	03.20	totale	Gémeaux
14.06.1946	19.39	totale	Sagittaire
08.12.1946	18.48	totale	Gémeaux
03.06.1947	20.15	partielle	Sagittaire
23.04.1948	14.39	partielle	Scorpion
13.04.1949	05.11	totale	Balance
07.10.1949	03.56	totale	Bélier
02.04.1950	21.44	totale	Balance
26.09.1950	05.17	totale	Vierge
11.02.1952	01.39	partielle	Lion
05.08.1952	20.47	partielle	Verseau
30.01.1953	00.47	totale	Lion
26.07.1953	13.21	totale	Verseau
19.01.1954	03.32	totale	Cancer
16.07.1954	01.20	partielle	Capricorne
29.11.1955	17.59	partielle	Gémeaux
24.05.1956	16.31	partielle	Sagittaire
18.11.1956	07.48	totale	Taureau
13.05.1957	23.31	totale	Scorpion
07.11.1957	15.27	totale	Taureau
03.05.1958	13.13	partielle	Scorpion
24.03.1959	21.11	partielle	Balance
13.03.1960	09.28	totale	Vierge
05.09.1960	12.21	totale	Poissons

Les éclipses de Lune de 1920 à 2021

Date	Durée	Nature	Signe lunaire
02.03.1961	14.28	partielle	Vierge
26.08.1961	04.08.	partielle	Poissons
06.07.1963	23.02	partielle	Capricorne
30.12.1963	12.07	totale	Cancer
25.06.1964	02.06.	totale	Capricorne
19.12.1964	03.37	totale	Gémeaux
14.06.1965	02.49	partielle	Sagittaire
24.04.1967	13.06	totale	Scorpion
18.10.1967	11.15	totale	Bélier
13.04.1968	05.47	totale	Balance
06.10.1968	12.42	totale	Bélier
21.02.1970	09.30	partielle	Vierge
17.08.1970	04.23	partielle	Verseau
10.02.1971	08.45	totale	Lion
06.08.1971	20.43	totale	Verseau
30.01.1972	11.53	totale	Lion
26.07.1972	08.16	partielle	Verseau
10.12.1973	02.44	partielle	Gémeaux
04.06.1974	23.16	partielle	Sagittaire
29.11.1974	16.13	totale	Gémeaux
25.05.1975	06.48	totale	Sagittaire
18.11.1975	23.23	totale	Taureau
13.05.1976	20.54	partielle	Scorpion
04.04.1977	05.18	partielle	Balance
24.03.1978	17.22	totale	Balance
16.09.1978	20.04	totale	Poissons
13.03.1979	22.08	partielle	Vierge
06.09.1979	11.54	totale	Poissons
17.07.1981	05.47	partielle	Capricorne
09.01.1982	20.56	totale	Cancer
06.07.1982	08.31	totale	Capricorne

Date	Durée	Nature	Signe lunaire
30.12.1982	12.29	totale	Cancer
25.06.1983	09.22	partielle	Capricorne
04.05.1985	20.56	totale	Scorpion
28.10.1985	18.42	totale	Taureau
24.04.1986	13.43	totale	Scorpion
17.10.1986	20.18	totale	Bélier
27.08.1988	12.05	partielle	Poissons
20.02.1989	16.35	totale	Vierge
17.08.1989	04.08	totale	Verseau
09.02.1990	20.11	totale	Lion
06.08.1990	15.12	partielle	Verseau
21.12.1991	11.33	partielle	Gémeaux
15.06.1992	05.57	partielle	Sagittaire
10.12.1992	00.44	totale	Gémeaux
04.06.1993	14.00	totale	Sagittaire
29.11.1993	07.26	totale	Gémeaux
25.05.1994	04.30	partielle	Sagittaire
15.04.1995	13.18	partielle	Balance
04.04.1996	01.10	totale	Balance
27.11.1996	03.54	totale	Bélier
24.03.1997	05.39	partielle	Balance
16.09.1997	19.47	totale	Poissons
28.07.1999	12.34	partielle	Verseau
21.01.2000	05.44	totale	Lion
16.07.2000	14.56	totale	Capricorne
09.01.2001	21.21	totale	Cancer
05.07.2001	15.55	partielle	Capricorne
16.05.2003	04.40	totale	Scorpion
09.11.2003	02.19	totale	Taureau
04.05.2004	21.30	totale	Scorpion
17.10.2005	13.03	partielle	Bélier

Les éclipses de Lune de 1920 à 2021

Date	Durée	Nature	Signe lunaire
07.09.2006	19.51	partielle	Poissons
04.03.2007	00.21	totale	Vierge
28.08.2007	11.37	totale	Poissons
21.02.2008	04.26	totale	Vierge
16.08.2008	22.10	partielle	Verseau
31.12.2009	20.23	partielle	Cancer
26.06.2010	12.39	partielle	Capricorne
21.10.2010	09.17	totale	Gémeaux
15.06.2011	21.13	totale	Sagittaire
10.12.2011	15.32	totale	Gémeaux
04.06.2012	12.03	partielle	Sagittaire
25.04.2013	21.08	partielle	Scorpion
15.04.2014	08.46	totale	Balance
08.10.2014	11.55	totale	Bélier
04.04.2015	13.00	partielle	Balance
07.08.2017	19.21	partielle	Verseau
31.01.2018	14.30	totale	Lion
27.07.2018	21.22	totale	Verseau
21.01.2019	06.12	totale	Lion
16.07.2019	22.31	partielle	Capricorne
26.05.2021	12.19	totale	Sagittaire

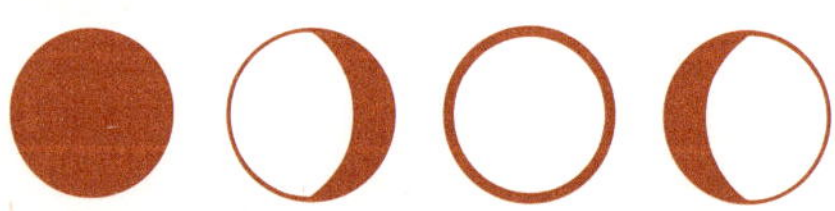

Achevé d'imprimer en Italie par

LTV

LA TIPOGRAFICA VARESE
Società per Azioni

Varese

Novembre 2005